W0398940

LE VOCABULAIRE MÉDICAL DE BASE

NOUVELLE ÉDITION

ÉTUDE PAR L'ÉTYMOLOGIE

PAR
MARIE BONVALOT
ET
L'ÉQUIPE DE PROGRAMMATION
DE
L'O. I. P.

Vol. 2

Éditeur :
Société d'Études Techniques et Fiduciaires
O.I.P.
30, rue Vignon, 75009 Paris – Tél. : 01-47-42-74-20.

Tous droits de reproduction, d'adaptation et de traduction réservés pour tous pays.

© 2003 Société d'Études Techniques et Fiduciaires, O.I.P.

ISBN 2.85310.002.2
ISBN 2.85310.004.9 (vol.2)

SOMMAIRE DU VOLUME 2

pages 225 à 450

LEÇON IX

ÉTUDE DES PRÉFIXES, RACINES ET SUFFIXES

ENDO	:	à l'intérieur
HYPO	:	1) au-dessous (localisation) 2) insuffisance ou diminution
ÉPI	:	au-dessus
OLIG(O)	:	peu
HYPER	:	trop, augmentation
POLLAK(O)	:	souvent
POLY	:	1) beaucoup 2) plusieurs
DIPS(O)	:	soif
PNÉE	:	respiration
PHAG(O)	:	manger
LEPTIQUE	:	qui calme, sédatif
ANALEPTIQUE	:	qui stimule
PSYCH(O)	:	activité mentale
THYM(O)	:	humeur
TROPE	:	qui est attiré vers
DYSLEPTIQUE	:	qui perturbe
NEUR(O)	:	nerf, système nerveux

Rappelez d'abord par quelle racine s'exprime l'idée de rein?

néphr(o) ………………………………….

Nous allons maintenant passer à une autre série de préfixes.

Une glande dite à sécrétion interne est une glande

endocrine ………………………………….

ENDO : à l'intérieur

---

endo

Dans le mot ENDOCRINE, l'idée « interne » est exprimée par le préfixe ....

---

sang

Une glande ENDOCRINE est une glande qui déverse les produits de sa sécrétion dans le milieu intérieur, c'est-à-dire le ....

HYPO : au-dessous
ÉPI : au-dessus

---

hypo

L'HYPOPHYSE est une glande *endocrine* située à la partie inférieure du cerveau (préfixe : ....).

---

au-dessous

Racines : **HYPO :** ....
CONDR(O): cartilage.

Les HYPOCONDRES sont les deux régions de l'abdomen situées sous les fausses côtes (composées de cartilage).

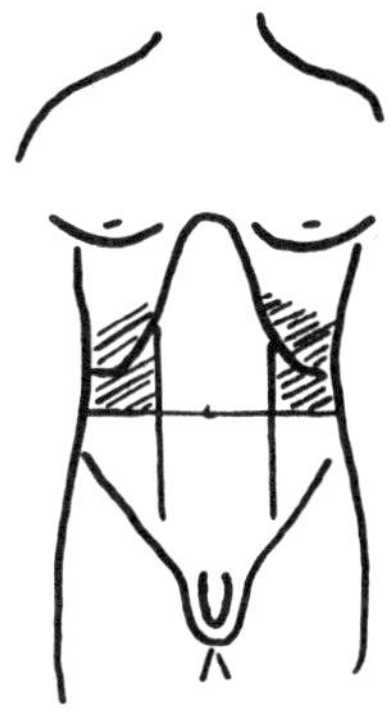

---

hypocondres

Les deux régions de l'abdomen situées sous **(HYPO)** les fausses côtes (composées de cartilage **(CONDR(O)**) sont les ....

Sur cette figure, nous avons représenté les hypocondres. Vous voyez qu'il y en a deux :

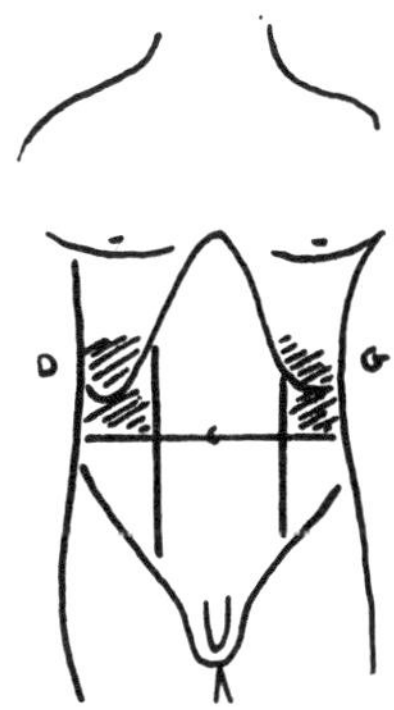

droit

L'hypocondre ....

gauche

et l'hypocondre ....

(On dit un hypocondre.)

---

un

Retenez donc bien qu'il y a deux hypocondres : l'un droit, l'autre gauche.
Rappelez-vous : combien y a-t-il d'hypogastre(s) ?

....

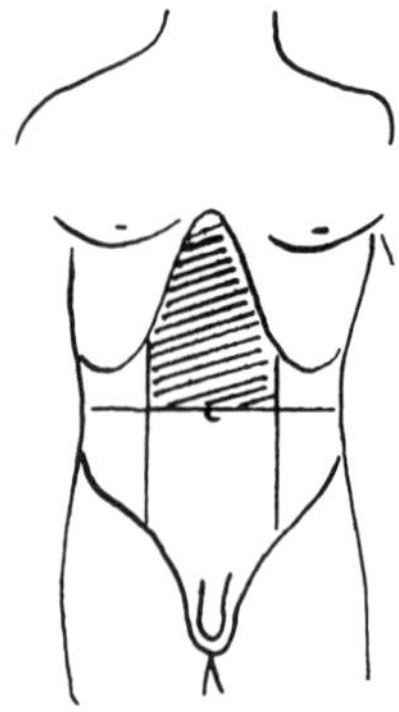

Comment s'appelle la zone que nous avons hachurée?

épigastre L'..

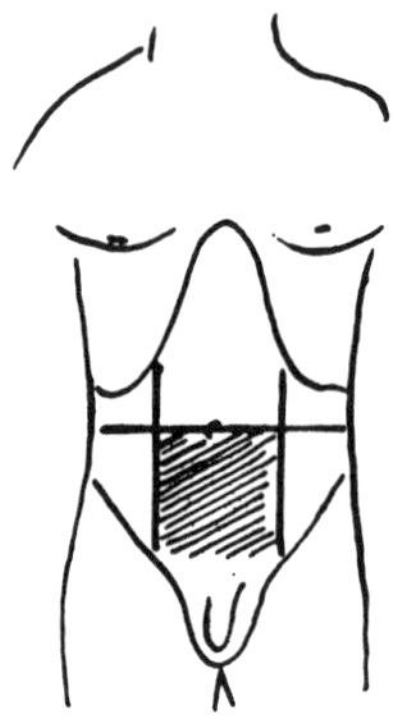

Comment s'appelle la zone que nous avons hachurée?

hypogastre L'..

---

ventre

Dans HYPOGASTRE et ÉPIGASTRE, nous trouvons la racine **GASTRE** qui, dans ce cas, veut dire : ....

---

au-dessus
au-dessous

ÉPI signifie : ....

HYPO signifie : ....

---

hypoderme

La partie de la peau en dessous du derme s'appelle l'..

Quand on parle d'HYPOTENSION, il s'agit d'une *insuffisance* de la tension artérielle.
Dans ce cas, **HYPO** n'indique pas une localisation de quelque chose *sous* quelque chose, comme pour hypogastre, hypocondre ou hypophyse.

Changeons de racine.
Rappelez-vous : comment s'appelle le fait d'avoir des urines peu abondantes ? (Nous l'avons vu.)

oligurie — Une ....

---

peu — Racine : **OLIG(O) :** ....

Les OLIGO-ÉLÉMENTS sont des éléments dont l'organisme a besoin, mais dont de *petites* quantités suffisent.
Comment s'appelle le fait d'avoir des urines peu abondantes ?

oligurie — Une ....

HYPO derme
HYPO gastre
HYPO condre

au-dessous — Dans ces mots, le préfixe **HYPO** signifie ....

Ce n'est pas le seul sens de **HYPO.**

hypo — Dans le mot HYPOTENSION, le préfixe .... indique **l'insuffisance** ou la diminution.

Donc, le préfixe **HYPO** a deux sens :

au-dessous (localisation) — a) ....

insuffisance ou diminution — b) ....

---

hypotension

Le COLLAPSUS est une chute brutale du débit cardiaque qui s'accompagne d'un effondrement de la tension artérielle, donc d'une .... brutale et d'une diminution de la conscience.

---

diminution

Vous vous souvenez qu'une atrophie est la .... du volume d'un organe.

HYPER : excès, augmentation

---

hypertrophie — L'augmentation du volume d'un organe est le contraire de l'atrophie et s'exprime par le préfixe **HYPER :**
Une ....

---

hypotension — Nous savons que la diminution de la tension artérielle s'appelle l'.................................

---

hypertension — Comment s'appellera l'augmentation de la tension artérielle?
L'.................................

---

glycémie — Le taux de *sucre* dans le sang s'appelle la ....

---

hypoglycémie — La baisse du taux de sucre dans le sang s'appelle ....

---

hyperglycémie — L'élévation du taux de sucre dans le sang s'appelle ....

HYPO tension — **HYPER** tension
HYPO glycémie — **HYPER** glycémie

a) *insuffisance diminution* — Le préfixe **HYPO** signifie .... *(a).*

b) *excès augmentation* — Le préfixe **HYPER** signifie .... *(b).*

A propos, pouvez-vous rappeler ce qu'indique **ÉMIE** dans le mot GLYCÉMIE?

état du sang L'..

---

cholestérol
sang

La CHOLESTÉROLÉMIE est le taux de .... dans le ....

Pouvez-vous, en réfléchissant bien, indiquer comment on appellera un *excès* du taux de cholestérol dans le sang?

hypercholestérolémie L'..

Racines : **HYPER** : en excès, augmentation
PLASIE : former.

L'HYPERPLASIE est une *formation* de cellules en *excès*, mais rien ne dit que ces cellules sont anormales.

Racines : **NÉO** : nouveau
PLASIE : formation.

Une NÉOPLASIE est une formation de cellules nouvelles se substituant aux cellules normales d'un tissu. Ces cellules ne sont **pas normales.**

---

hypo
hyper

Donc, nous savons maintenant que l'idée d'au-dessous et d'insuffisance s'exprime par le préfixe .... et que l'excès ou l'élévation s'exprime par le préfixe ....

Comment s'appelle une formation anormalement élevée de cellules (qui ne sont, elles, pas forcément anormales) ?

hyperplasie — Une ....

---

c'est un excès d'acide (chlorhydrique) dans l'estomac — A votre avis, qu'est-ce qu'une HYPERACIDITÉ gastrique ?
(On parle également d'hyperchlorhydrie.)

OLIG(O) : peu

---

oligo- éléments

Nous avons dit que les substances nécessaires, en très petites quantités, au fonctionnement de l'organisme s'appellent les ....

---

oligurie

Rappelez-vous : comment s'appelle le fait d'uriner d'une manière peu abondante?

....

---

pollakiurie

Comment s'appelle une fréquence exagérée des envies d'uriner (on urine souvent, mais peu à la fois, si bien que la quantité d'urine en 24 heures n'est pas augmentée)?

....

POLLAK(O) : souvent

	Il ne faut pas confondre **POLLAKI** (qui veut dire
souvent	..............................) avec un autre préfixe qui entre dans la composition d'un mot dont la définition est la suivante : « le fait d'avoir des urines abondantes ».
polyurie	Le mot est ....
poly	La racine est ....

POLY : 1) beaucoup
2) plusieurs

---

beaucoup *souvent* *polyurie*	Il ne faut pas confondre ces deux racines : **POLY :** .... **POLLAKI :** .... De quoi sera atteint un malade qui urine 5 litres par jour? (C'est beaucoup!) ....
difficulté *respirer*	Nous avons vu que la DYSPNÉE était la .... de ....
polypnée	Comment appellera-t-on une respiration rapide et superficielle (c'est-à-dire le fait de respirer *beaucoup* et d'une manière quasi haletante)? Une ....
difficulté manger *ou avaler*	La DYSPHAGIE c'est la .... de ....
polyphagie	Comment appellera-t-on le fait de manger beaucoup? ....
polydipsie	**DIPSIE** vient de dipsa : soif. Comment appellera-t-on le fait d'avoir une soif excessive? La ....
polyphagie *polypnée*	*a*) La ...., c'est le fait de manger beaucoup. *b*) La ...., c'est le fait de respirer beaucoup (rapidement et superficiellement).

a) Comment s'appelle une soif excessive (le fait de boire beaucoup)?

polydipsie ....

b) Comment s'appelle le fait d'uriner d'une manière anormalement abondante?

polyurie ....

Poly **PNÉE**
A **PNÉE**
Dys **PNÉE**

Que signifie la racine **PNÉE?**

respiration ....

POLY dipsie
POLY urie
POLY pnée
POLY phagie

Que signifie le préfixe **POLY?**

beaucoup ....

Dans les mots : Poly **PHAGIE**
Poly **DIPSIE**

Que signifient les racines :

manger *a*) **PHAGIE :** ....

boire *b*) **DIPSIE :** ....

Rappelez comment s'appelle le fait de manger beaucoup?

polyphagie ....

Rappelez comment s'appelle une soif excessive?

polydipsie ....

A4
B6 et 8
C9
D7
E2 et 5
F3
G1

Faites correspondre les lettres et les chiffres.
(Certains préfixes ont 2 sens.)

A. Pollaki	1. Beaucoup
B. Hypo	2. Excès
C. Néo	3. Difficulté
D. Oligo	4. Souvent
E. Hyper	5. Elévation
F. Dys	6. Au-dessous
G. Poly	7. Peu
	8. Diminution
	9. Nouveau

A. pollaki
B. hypo
C. néo
D. oligo
E. hyper
F. dys
G. poly

Complétez le tableau :

A. Souvent : ....
B. Au-dessous ou diminution : ....
C. Nouveau : ....
D. Peu : ....
E. Excès ou augmentation : ....
F. Difficulté : ....
G. Beaucoup : ....

Exemple de liste
A. pollakiurie
B. hypophyse
C. néoplasie
D. oligurie
E. hypertension
F. dyspnée
G. polyphagie

Donnez un exemple pour chaque préfixe :

A. Souvent : ....
B. Au-dessous ou diminution : ....
C. Nouveau : ....
D. Peu : ....
E. Excès ou augmentation : ....
F. Difficulté : ....
G. Beaucoup : ....

---

beaucoup

Nous avons donc vu que le préfixe **POLY** signifie : ....

---

plusieurs

Ce n'est pas le seul sens de ce préfixe.
On appelle POLYNUCLÉAIRES une catégorie de globules blancs qui ont un noyau à *plusieurs* lobes, ce qui fait croire (à tort) qu'ils ont *plusieurs* noyaux.
Quel est ici le sens de **POLY?**
................................,

---

arthrite
plusieurs

Une POLYARTHRITE est une .... frappant .... articulations.

Une POLYCLINIQUE est une clinique où sont hospitalisés des malades atteints d'affections diverses.

plusieurs

On y traite .... maladies.

La POLYCLINIQUE peut s'écrire POLICLINIQUE (clinique de **ville**). Mais dans le langage courant on parle de POLYCLINIQUE.

POLY arthrite
POLY nucléaire

Que signifie, dans ces deux mots, le préfixe **POLY?**

plusieurs

....

Il y a donc deux sens au préfixe **POLY**. Quels sont-ils?

a) *beaucoup*
b) *plusieurs*

a) ....
b) ....

Faites correspondre les sens de **POLY** aux mots suivants :

1 A
2 B
3 B
4 A
5 B
6 B
7 A

1. Polyarthrite
2. Polypnée
3. Polyphagie
4. Polyclinique
5. Polydipsie
6. Polyurie
7. Polynucléaire

A. Plusieurs
B. Beaucoup

Comment appelle-t-on une inflammation frappant simultanément plusieurs articulations?

polyarthrite

....

Comment appelle-t-on un globule blanc qui a un noyau à plusieurs lobes, ce qui fait croire (à tort) qu'il y a plusieurs noyaux?

polynucléaire

....

LEPTIQUE : qui calme, sédatif
ANALEPTIQUE : qui stimule
DYSLEPTIQUE : qui perturbe

Racines : **PSYCH(O) :** esprit
activité mentale.
LEPTIQUE : qui calme.
Le terme PSYCHOLEPTIQUE désigne tout médicament qui diminue l'activité mentale.

---

analeptique

ANA, nous l'avons vu, indique une idée de renouveau. Un .... est bien un médicament qui stimule.

---

analeptique cardio - vasculaire

Nous avons vu déjà comment s'appelle un médicament qui soutient le cœur en stimulant le système sympathique agissant sur le cœur et les vaisseaux.
Un ....
....

Racines : **PSYCH(O)** : activité mentale
ANALEPTIQUE : qui stimule.
Un PSYCHO-ANALEPTIQUE est un médicament qui stimule l'activité mentale.

---

hypnotique

Un médicament qui fait dormir s'appelle un .... (du grec HYPNO : SOMMEIL).

---

stimule

Racines : **THYM(O)** : humeur (ou thymie)
ANALEPTIQUE : qui stimule.
Un THYMO-ANALEPTIQUE est un médicament qui .... l'humeur.

---

thymo-analeptique

Nous venons de voir que le nom d'un médicament stimulant de l'humeur est ....

La dépression est une perturbation de l'humeur qui devient triste et douloureuse. Un médicament qui stimule l'humeur est également appelé : ANTI-DÉPRESSEUR.

---

neurotrope

Nous allons faire appel à vos souvenirs : comment s'appelle un médicament ayant une action sur le système nerveux considéré d'un point de vue physique, ou encore un microbe dont le terrain d'élection est le système nerveux?

Un médicament ou un microbe ....

Racines : **PSYCH(O)** : activité mentale
TROPE : qui agit sur.

Un PSYCHOTROPE est un médicament qui agit, en général, sur l'activité mentale.

A ce propos, comment appelle-t-on un médicament qui agit sur le système nerveux, considéré du point de vue physique?

neurotrope

Un ....

Racines : **ANXIO** : anxiété
LYTIQUE : qui détruit.

Un ANXIOLYTIQUE est un médicament qui supprime l'anxiété.

---

anxiolytique

Donc un tranquillisant est un médicament qui tranquillise. Or, être tranquillisé c'est voir disparaître son anxiété. Donc un tranquillisant est un ....

Racines : **PSYCH(O)** : activité mentale
LEPTIQUE : qui diminue.

Un PSYCHOLEPTIQUE est un médicament qui diminue l'activité mentale. Rien ne précise qu'il a une action sur l'anxiété ou qu'il tranquillise le malade.

Racines : **PSYCH(O)** : activité mentale
DYSLEPTIQUE : qui perturbe.

Un PSYCHODYSLEPTIQUE est un médicament qui perturbe l'activité mentale.

---

psychodysleptique

Comment s'appelle un médicament qui perturbe **(DYS)** l'activité mentale **(PSYCH(O)?**
Un ....

Racines **NEUR(O)** : nerf
LEPTIQUE : qui diminue
qui calme.

Un NEUROLEPTIQUE est un médicament qui diminue l'agitation et l'excitation nerveuses.

---

neuroleptique

Un .... est un médicament qui diminue **(LEPTIQUE)** l'agitation et l'excitation *nerveuses* dues aux troubles psychotiques.

Psycho **LEPTIQUE**
Neuro **LEPTIQUE**

Que signifie la racine **LEPTIQUE**?

qui diminue
qui calme

....
....

Psycho **ANALEPTIQUE**
Thymo **ANALEPTIQUE**
ANALEPTIQUE cardio-vasculaire

Que signifie **ANALEPTIQUE** ?

qui stimule

....

---

calme
stimule

On voit que **LEPTIQUE** (qui ....) et **ANALEPTIQUE** (qui ....) ont des significations contraires.

---

calme
analeptique

Un PSYCHOLEPTIQUE ....
Un PSYCHO .... stimule.

Dans le mot PSYCHODYSLEPTIQUE, que signifie **DYSLEPTIQUE?**

qui perturbe

....

Psycho **TROPE**
Neuro **TROPE**
Que signifie le suffixe **TROPE?**

qui agit sur

....

PSYCHO leptique
PSYCHO analeptique
PSYCHO trope
PSYCHO dysleptique
Que signifie la racine **PSYCH(O)?**

activité mentale

....

Un médicament qui supprime l'anxiété est :

tranquillisant
anxiolytique

Un ....
ou ....

Comment appelle-t-on un médicament qui stimule le cœur et les vaisseaux?

analeptique
cardio - vasculaire

Un ....
....

Comment appelle-t-on un médicament ou une drogue qui perturbe l'activité mentale?

psychodysleptique

Un ....

Comment appelle-t-on, d'une manière générale, un médicament stimulant de **l'humeur?**

thymo - analeptique
ou antidépresseur

Un thymo ....
ou anti ....

---

tranquillisant
anxiolytique

Un médicament qui calme l'anxiété, qui tranquillise s'appelle :
Un ....
ou ....

---

analeptique
dysleptique

a) Un médicament qui stimule s'appelle un ....
b) Un médicament qui perturbe est un ....

---

psychodysleptiques

Les drogues hallucinogènes (par exemple LSD) sont des drogues qui perturbent le fonctionnement du cerveau, donc l'activité mentale.
Ce sont des ....

---

hypoglycémiant

RÉVISONS :
Un médicament qui diminue le taux de sucre dans le sang s'appelle ....

---

hypocondres

Qu'avons-nous représenté sur ce schéma?
Les ....

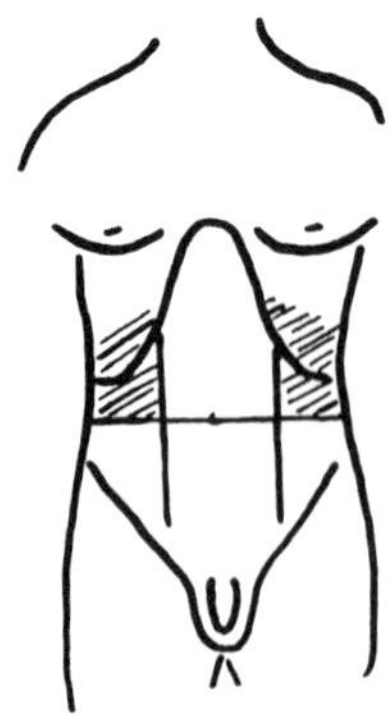

---

hypotension
hypertrophie

a) Une diminution, un abaissement de la tension artérielle s'appelle :
....
b) Une augmentation de volume d'un organe s'appelle :
....

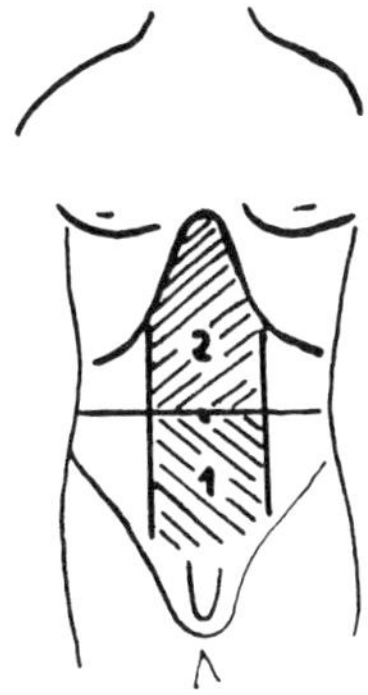

Qu'avons-nous représenté sur ce schéma?

hypogastre 1. L'..........

épigastre 2. L'...........

Une prolifération anormale des cellules d'un tissu (qui ne sont pas forcément anormales) s'appelle :

hyperplasie h...........

Une formation de cellules nouvelles se substituant aux cellules normales d'un tissu s'appelle :

néoplasie ....

Synonyme : NÉOPLASME; dans le langage courant : NÉO ou CANCER.

---

a) Une respiration rapide et superficielle (le malade respire beaucoup et mal) s'appelle :

polypnée ....

b) Le fait de manger beaucoup s'appelle :

polyphagie ....

---

a) Une soif excessive s'appelle :

polydipsie ....

b) Un globule blanc présentant un noyau à plusieurs lobes (ce qui fait croire à tort qu'il y a plusieurs noyaux) s'appelle :

polynucléaire ....

Le préfixe **POLY** a deux sens :

beaucoup *a*) ....

plusieurs *b*) ....

---

polydipsie
polyurie

Le fait de boire beaucoup (ou ....) entraîne des urines abondantes (ou ....).
Le fait d'uriner souvent, mais en quantité peu abondante, s'appelle :

pollakiurie

....

---

a) Le fait d'avoir des urines insuffisantes s'appelle :

oligurie

....

b) Les éléments dont de petites quantités suffisent à assurer le fonctionnement de l'organisme s'appellent :

oligo - éléments

....

Un médicament qui lutte contre la dépression en stimulant l'humeur s'appelle :

thymo - analeptique
ou antidépresseur

....

Un médicament qui stimule l'activité mentale (en général) est un :

psychoanaleptique

....

---

psychodysleptique

Un .... est une drogue qui perturbe le fonctionnement du cerveau donc l'activité mentale.

Associez chiffres et lettres.

1 E	1. Psych(o)	A. Au-dessus
2 G	2. Thym(o)	B. Qui perturbe
3 J	3. Analeptique	C. Augmentation, excès
4 H	4. Hypo	D. Beaucoup, plusieurs
5 C	5. Hyper	E. Activité mentale
6 A	6. Épi	F. Respiration
7 B	7. Dysleptique	G. Humeur
8 I	8. Plasie	H. Au-dessous
9 D	9. Poly	I. Formation
10 F	10. Pnée	J. Qui stimule

Écrivez vos réponses.

Complétez le tableau avec les racines correspondantes :

A. épi	A. Au-dessus	: ……………… .
B. dysleptique	B. Qui perturbe	: ……………… .
C. hyper	C. Augmentation, excès	: ……………… .
D. poly	D. Beaucoup, plusieurs	: ……………… .
E. psycho	E. Activité mentale	: ……………… .
F. pnée	F. Respiration	: ……………… .
G. thymo	G. Humeur	: ……………… .
H. hypo	H. Au-dessous	: ……………… .
I. plasie	I. Formation	: ……………… .
J. analeptique	J. Qui stimule	: ……………… .
K. leptique	K. Qui calme	: ……………… .
L. lytique	L. Qui détruit	: ……………… .

Trouvez un mot correspondant à chaque racine :

A. épigastre	A. Au-dessus	: ……………… .
B. psychodysleptique	B. Qui perturbe	: ……………… .
C. hyperplasie	C. Augmentation, excès	: ……………… .
D. polynucléaire	D. Beaucoup, plusieurs	: ……………… .
E. psycholeptique	E. Activité mentale	: ……………… .
F. dyspnée	F. Respiration	: ……………… .
G. thymo - analeptique	G. Humeur	: ……………… .
H. hypocondre	H. Au-dessous	: ……………… .
I. néoplasie	I. Formation	: ……………… .
J. psycho - analeptique	J. Qui stimule	: ……………… .
K. psycholeptique	K. Qui calme	: ……………… .
L. anxiolytique	L. Qui détruit	: ……………… .

EXERCICES DE LA 9e PARTIE

1) La glande endocrine située à la partie inférieure du cerveau auquel elle est rattachée par la tige pituitaire s'appelle

Hypocondre	⟶	1
Hyperplasie	⟶	2
Hypophyse	⟶	3
Polypnée	⟶	4

---

2) Les deux régions de l'abdomen situées sous les fausses côtes (composées de cartilage) s'appellent :

Hypoderme	⟶	1
Épigastre	⟶	2
Hyperplasie	⟶	3
Hypocondre	⟶	4
Foie	⟶	5
Rate	⟶	6

---

3) Parmi les mots suivants, quel est celui dans lequel le préfixe hypo ne signifie pas au-dessous (localisation)?

Hypogastre	⟶	1
Hypophyse	⟶	2
Hypotension	⟶	3
Hypoderme	⟶	4
Hypocondre	⟶	5

---

4) Les substances nécessaires, en très petites quantités, au fonctionnement de l'organisme s'appellent :

Hypocholestérolémiant	⟶	1
Hypoglycémiant	⟶	2
Oligo-éléments	⟶	3
Hypotenseurs	⟶	4
Hyperglycémiant	⟶	5

---

5) Une chute brutale du débit cardiaque qui s'accompagne d'une chute brutale de la tension artérielle et d'un état de prostration s'appelle :

Collapsus	⟶	1
Syncope	⟶	2
Hypotension	⟶	3
Lipothymie	⟶	4

---

6) Une prolifération anormale de cellules (qui ne sont pas forcément anormales) s'appelle :

Une tumeur	⟶	1
Une hyperplasie	⟶	2
Une néoplasie	⟶	3
Une hypertrophie	⟶	4

---

7) Une prolifération anormale de cellules nouvelles *anormales* se substituant aux cellules normales d'un tissu s'appelle :

Sarcome	⟶	1
Néoplasie	⟶	2
Tumeur maligne	⟶	3
Hyperplasie	⟶	4
Cancer	⟶	5
Néo	⟶	6

---

8) Faites correspondre les lettres et les chiffres.

A. Pollaki	1. Beaucoup
B. Hypo	2. Excès
C. Néo	3. Difficulté
D. Oligo	4. Souvent
E. Hyper	5. Élévation
F. Dys	6. Au-dessous
G. Poly	7. Peu
	8. Diminution
	9. Nouveau

---

9) Faites correspondre les sens de poly avec les mots suivants :

1. Polyarthrite	
2. Polypnée	
3. Polyphagie	A. Plusieurs
4. Polyclinique	B. Beaucoup
5. Polydipsie	
6. Polyurie	
7. Polynucléaire	

---

10) Le terme général désignant tout médicament qui diminue l'activité mentale est :

Hypnotique ⟶ 1
Neuroleptique ⟶ 2
Antidépresseur ⟶ 3
Psycholeptique ⟶ 4

---

11) Un médicament qui stimule s'appelle :

Dysleptique ⟶ 1
Psycholeptique ⟶ 2
Analeptique ⟶ 3
Psycho-analeptique ⟶ 4
Anxiolytique ⟶ 5

---

12) Un médicament qui stimule l'activité mentale s'appelle :
(Attention, nous vous demandons un terme général)

Neuroleptique ⟶ 1
Thymo-analeptique ⟶ 2
Psycho-analeptique ⟶ 3
Antidépresseur ⟶ 4

---

13) Un médicament qui stimule l'humeur (qui, dans la dépression, devient triste et douloureuse) s'appelle :

Psycho-analeptique	⟶	1
Psychodysleptique	⟶	2
Tranquillisant	⟶	3
Thymo-analeptique	⟶	4
Neuroleptique	⟶	5

---

14) Un médicament qui agit en général sur l'activité mentale s'appelle :

Psycholeptique	⟶	1
Psychodysleptique	⟶	2
Psychotrope	⟶	3
Thymo-analeptique	⟶	4
Psychotonique	⟶	5

---

15) Un médicament qui tranquillise, qui calme l'anxiété est un :

Neuroleptique	⟶	1
Tranquillisant	⟶	2
Psycholeptique	⟶	3
Anxiolytique	⟶	4

---

16) Un médicament qui perturbe l'activité mentale est un :

Analeptique	⟶	1
Cataleptique	⟶	2
Dysleptique	⟶	3
Psycholeptique	⟶	4
Psychodysleptique	⟶	5

---

17) Un médicament qui diminue l'agitation, l'excitation nerveuses dues aux troubles psychotiques s'appelle :

Psycholeptique	⟶	1
Thymo-analeptique	⟶	2
Neuroleptique	⟶	3
Anxiolytique	⟶	4

---

18) Associez chiffres et lettres.

1. Psych(o)	A. Au-dessus
2. Thymie	B. Qui perturbe
3. Analeptique	C. Augmentation, excès
4. Hypo	D. Beaucoup, plusieurs
5. Hyper	E. Activité mentale
6. Épi	F. Respiration
7. Dysleptique	G. Humeur
8. Plasie	H. Au-dessous
9. Poly	I. Formation
10. Pnée	J. Qui stimule

LISTE DES MOTS ÉTUDIÉS DANS LA LEÇON IX

(par ordre alphabétique)

ANALEPTIQUE
ANALEPTIQUE CARDIO-VASCULAIRE
ANXIOLYTIQUE
APNÉE

CHOLESTÉROLÉMIE
COLLAPSUS

DYSPHAGIE
DYSPNÉE

ENDOCRINE
ÉPIGASTRE

GLYCÉMIE

HYPERCHOLESTÉROLÉMIE
HYPERGLYCÉMIE
HYPERPLASIE
HYPERTENSION
HYPERTROPHIE
HYPNOTIQUE
HYPOCONDRE
HYPODERME
HYPOGASTRE
HYPOGLYCÉMIE
HYPOPHYSE
HYPOTENSION

NÉOPLASIE
NEUROLEPTIQUE
NEUROTROPE

OLIGO-ÉLÉMENTS
OLIGURIE

POLICLINIQUE
POLLAKIURIE
POLYARTHRITE
POLYCLINIQUE
POLYDIPSIE
POLYNUCLÉAIRE
POLYPHAGIE
POLYPNÉE
POLYURIE
PSYCHO-ANALEPTIQUE
PSYCHODYSLEPTIQUE
PSYCHOLEPTIQUE
PSYCHOTROPE

THYMO-ANALEPTIQUE
TRANQUILLISANT

LEÇON X

ÉTUDE DES PRÉFIXES, RACINES ET SUFFIXES :

LYSE	: dissociation
LYTIQUE	: qui décompose, détruit
PHILE	: qui aime
HYDR(O)	: eau
OT(O)	: oreille
PARA	: 1. dans le voisinage de, auprès de
	2. idée d'opposition
	3. en dehors de
	4. presque
	5. idée de défectuosité
	6. idée d'augmentation
	7. à travers
DYS	: idée de difficulté
EU	: bien
AUTO	: de soi-même
HOMÉO	: semblable
HOMO	: semblable
ISO	: semblable
HÉTÉRO	: autre, différent
MÉGA	: grand (idée de dilatation)
MÉGAL(O)	: augmentation de volume
DOLICH(O)	: allongement
MICRO	: petit
MACRO	: grand
SPLÉN(O)	: rate

Commençons par quelques révisions.

Que signifie analeptique?

qui stimule ....

---

a) Que signifie la racine **PSYCH(O)?**

activité mentale ....

b) Comment appelle-t-on un médicament qui perturbe le fonctionnement du cerveau (donc l'activité mentale)?

psychodysleptique Un ....

Enfin, comment appelle-t-on un médicament qui combat et élimine le sentiment **d'anxiété** dans les troubles psychiques?

anxiolytique (ou tranquillisant) Un ....

LYSE : dissociation
LYTIQUE : qui décompose, détruit

---

hémolyse

Comment s'appelle la décomposition, la destruction des globules rouges du sang?
L'..

---

lyse

Nous voici en présence de deux mots :
Hémo **LYSE**
Anxio **LYTIQUE**
Nous y découvrons la même racine (*lyse* est un nom et *lytique* un adjectif).
Cette racine vient du grec LUEIN : DISSOCIER, DISSOUDRE.
Une ....est la dissociation d'un corps en éléments plus simples.

---

hydrolyse

Racines : HYDR(O) ⟶ EAU
LYSE ⟶ DÉCOMPOSITION DISSOCIATION.
L'h.. est la dissociation de certains corps sous l'action de l'eau.

---

eau

Retenons bien ce mot : HYDROLYSE. Il désigne la dissociation de certains corps sous l'action de l'..

---

hémolyse

Nous avons vu également que la décomposition des globules rouges du sang s'appelle ....

---

dissociation
décomposition

Hémo **LYSE**
Hydro **LYSE**
Que signifie la racine **LYSE?**
....
....

La fibrine est le réseau de filaments qui, lors de la coagulation, retient les globules du sang dans ses filets. Elle est donc un élément important du caillot.
Comment appelle-t-on la *destruction* de la fibrine?

fibrinolyse La ....

Ce mot est important.

a) La FIBRINOLYSE peut être un phénomène normal : au bout de quelques heures, le caillot se liquéfie.

b) La fibrinolyse peut être employée en thérapeutique pour activer la destruction de caillots dans un vaisseau sanguin.

destruction
fibrine
Rappelons que la fibrinolyse c'est la .... de la ....

Donc, par voie de conséquence, la destruction de la fibrine entraîne la destruction du ....

caillot

Le réseau de filaments qui, lors de la coagulation, retient les globules du sang dans ses filets est la ....

fibrine

---

fibrine Le caillot est constitué de la .... et des globules sanguins.

fibrinolyse La destruction du caillot s'appelle la ....

Comment appelle-t-on la destruction des globules rouges du sang?

hémolyse ....

Comment appelle-t-on la dissociation de certains corps en présence d'eau?

hydrolyse ....

Nous avons vu les mots
Hémo **LYSE**
Fibrino **LYSE**
Hydro **LYSE**

LYSE donne l'idée
dissociation de .... ou de .... ou de
décomposition
destruction ....

Nous avons vu également l'adjectif anxiolytique qui signifie : QUI COMBAT ou même QUI DÉTRUIT
anxiété l'....................

Nous avons des mots tels que :

Anxio **LYTIQUE**
Adréno **LYTIQUE**
Sympatho **LYTIQUE**
Fibrino **LYTIQUE**
Parasympatho **LYTIQUE**

Dans ces mots, vous savez maintenant ce que signifie LYTIQUE?
qui détruit ....

Associez chiffres et lettres (ce qui détruit et ce qui est détruit ou inhibé).

1 *C*	*1.* Hémolytique	A. Système nerveux parasympathique
2 *D*	*2.* Sympatholytique	B. Adrénaline
3 *E*	*3.* Fibrinolytique	C. Globules rouges du sang
4 *B*	*4.* Adrénolytique	D. Système nerveux sympathique
5 *A*	*5.* Parasympatholytique	E. Fibrine — donc caillot

En fait un sympatholytique ne détruit pas le système sympathique : il en annule les effets.

Le système nerveux sympathique :
dépend de la volonté *(a)*
b ne dépend pas de la volonté *(b)*

Le système nerveux sympathique ne dépend pas de la volonté.

Il assure la **régulation automatique** des organes.

sympatholytique — Un produit qui annule les effets du système sympathique s'appelle un ....

L'action du système nerveux sympathique est contrebalancée par celle du système nerveux parasympathique.

Les organes réagissent d'une façon opposée suivant qu'ils sont soumis à l'action de l'un ou de l'autre de ces systèmes.

parasympatholytique — Un produit qui annule les effets du système nerveux parasympathique s'appelle un ....

Souvenez-vous de ces mots :

sympatholytique — S .... LYTIQUE
parasympatholytique — P .... LYTIQUE.

Le système sympathique agit sur les organes par l'intermédiaire d'un médiateur chimique : l'adrénaline.

Un produit qui annule les effets de l'adrénaline s'appelle

adrénolytique — ....

Souvenez-vous des 3 derniers mots :

sympatholytique — S .... LYTIQUE
parasympatholytique — P .... LYTIQUE
adrénolytique — A .... LYTIQUE

Un CATALYSEUR est une substance qui active, par sa présence, des réactions chimiques qui, sans lui, seraient beaucoup plus lentes. Dans catalyseur, nous trouvons

lyse — la racine : ....

La PARALYSIE est le fait que la motricité (que la faculté de mouvements) soit abolie. Dans le mot paralysie, nous trouvons la racine ....

lyse

Nous avons vu les mots :

Hémo LYSE
Hydro LYSE
Cata LYSE
Para LYSiE

Voyons encore un autre mot utilisant la même racine : LYOPHILISATION.

Racines : **LYO**(de luein) ⟶ DISSOUDRE
PHIL(O) ⟶ J'AIME.

La .... est un procédé de conservation des produits biologiques fragiles.

lyophilisation

On congèle à très basse température ces produits biologiques fragiles puis on les dessèche sous vide poussé.

Le produit, qui n'a subi aucune altération, *peut se dissoudre* immédiatement dans l'eau.

Rappelez comment s'appelle ce procédé de conservation (écrivez votre réponse) ?

La ....

lyophilisation

PHILE : qui aime

Racines : **HÉMO** ⟶ SANG
PHIL(O) ⟶ QUI AIME.
Mot à mot : qui aime le sang.
S'il y a incapacité sanguine à coaguler, l'hémorragie n'a aucun moyen naturel de s'arrêter. On peut donc dire qu'il s'agit d'une maladie qui aime (PHIL(O)) le sang.
L'HÉMOPHILIE est une maladie héréditaire résultant d'une incapacité sanguine à coaguler.

Lyo **PHIL** isation
Hémo **PHIL** ie
Que signifie la racine **PHIL(O) ?**

qui aime ....

Comment s'appelle la dissociation de certains corps en présence d'eau ?

hydrolyse ....

---

eau

La racine **HYDRO** indique qu'il s'agit d'..

Comment appellera-t-on un corps qui attire l'eau (donc **qui aime** l'eau) ?

hydrophile Un corps ....

Il y a du coton hydrophile.

Hydro **LYSE**
Hémo **LYSE**
Cata **LYSE**

Que signifie la racine LYSE ?

destruction ....
dissolution ....
dissociation ou ....

Sympatho **LYTIQUE**
Parasympatho **LYTIQUE**
Adréno **LYTIQUE**
Hémo **LYTIQUE**
Qui signifie la terminaison LYTIQUE?

qui détruit ....
ou qui inhibe ou ....

Hémo **PHILE**
Hydro **PHILE**
Lyo **PHIL** isation
Que signifie la racine **PHIL(E)?**

qui aime ....

HYDRO lyse
HYDRO phile
Que signifie la racine **HYDRO?**

eau ....

OTO : oreille

OTO-rhino-laryngologiste
OT ite
OT algie
OT orrhée
Que signifie la racine OT(O) ?

oreille ....

Les glandes parotides sont des glandes salivaires placées auprès des ....

oreilles

Les parathyroïdes sont de petites glandes endocrines placées auprès de la ....

thyroïde

PARA : 1. dans le voisinage de; auprès de
2. opposition
3. en dehors de
4. presque
5. idée de défectuosité
6. idée d'augmentation
7. à travers.

PAR otides
PARA thyroïdes
Que signifie, dans ce cas, le préfixe **PARA?**

près de ....

---

l'oreille PAROTIDE : près de ....
la thyroïde PARATHYROÏDE : près de ....

Donc voici un premier sens du préfixe **PARA.** Il y en a d'autres.
Nous avons dit que le système nerveux sympathique assurait la régulation automatique des organes.
Vous souvenez-vous du nom du système nerveux antagoniste du sympathique et dont le but est de contrebalancer l'action du sympathique?

parasympathique Le système nerveux ....

Dans ce cas, PARA n'a pas le premier sens que nous
près de avons étudié (..), mais il signifie ANTAGONISTE.

Dans parasympathique, PARA donne une idée
antagonisme d'.., d'opposition.

Il y a encore d'autres sens au préfixe PARA; un de ces sens est « PRESQUE ».
Ainsi une maladie infectieuse voisine de la typhoïde
paratyphoïde (presque la typhoïde) s'appelle une..

On dit : « prendre un médicament par voie **parentérale ».**
PARENTÉRAL signifie : « EN DEHORS DE L'INTESTIN (entér(o) : intestin) » donc hors du tube digestif.
Dans le mot PARENTÉRAL le préfixe PARA signifie ....

hors de

Si l'on prend un médicament par piqûre intraveineuse, est-ce par voie parentérale?

oui, puisque le médicament ne passe pas par l'intestin

Prendre un médicament par la bouche est-ce par voie parentérale?

non, on dit par voie orale ou voie buccale

Reprenons les différents sens de PARA.

A. PAR	otide	1. Presque
B. PAR	entéral	2. Opposition
C. PARA	typhoïde	3. A coté de...
D. PARA	sympathique	4. En dehors de...

Associez lettres et chiffres.

A 3
B 4
C 1
D 2

---

a) PARA typhoïde
b) PARA thyroïde
Que signifie PARA dans *a*) et *b*)?
a) ....
b) ....

a) *presque*
b) *près de*

Racines : **PARA** ⟶ DÉFECTUOSITÉ.
ESTHÉS(O) ⟶ SENSIBILITÉ.

La PARESTHÉSIE est une **« défectuosité de sensation ».** Plus précisément le malade perçoit des sensations pénibles variées (fourmis, par exemple) qui surviennent sans raison apparente.

Il ne faut pas confondre 2 mots qui se ressemblent.
PARÉSIE : diminution de la force musculaire qui ne va pas jusqu'à la paralysie.

paresthésie — P.................... : perception de sensations pénibles variées qui surviennent sans raison apparente.

PARA a donc plusieurs sens.
Quels sont-ils dans les mots suivants?

a) *en dehors de*	*a*) Parentéral	....
b) *à côté de*	*b*) Parotides	....
c) *à côté de*	*c*) Parathyroïde	....
d) *presque*	*d*) Paratyphoïde	....
e) *défectuosité*	*e*) Paresthésie	....
f) *antagonisme*	*f*) Parasympathique	....

Lorsqu'on perfore le tympan (donc lorsqu'on pique à travers le tympan) pour évacuer une collection liquide, on pratique une PARACENTÈSE (CENTÈSE : PIQÛRE). Quel est le sens du préfixe PARA dans ce mot?

à travers — ....

DYS : idée de difficulté

---

dyspepsie
dystocie

a) Comment appelle-t-on une digestion difficile?
Une ....
b) Comment appelle-t-on un accouchement difficile?
Une ....

---

difficulté

Vous avez peut-être eu quelques difficultés à retrouver ces mots... mais vous vous souvenez sûrement du sens du préfixe DYS. Quel est-il?
....

---

digestion
accouchement normal

Le contraire de ce préfixe **DYS** est le préfixe **EU.**
Une EUPEPSIE sera une .... normale.
Une EUTOCIE sera un ....

EU : bien

Une substance qui donne une sensation de bien-être, de satisfaction est un EUphorisant.
Cette sensation de bien-être, de satisfaction s'appelle :

euphorie L'..................................

EU pepsie
EU tocie
EU phorie

bien, normal Le préfixe **EU** signifie ....

Racines : **AUTO** ——→ DE SOI-MÊME
GREFFE.

Une AUTOgreffe est une greffe dans laquelle le greffon est emprunté au sujet **lui-même.**

Une infection ayant son point de départ dans l'organisme même du sujet s'appellera une AUTO-INFECTION.

AUTO greffe
AUTO infection

Que signifie le préfixe **AUTO?**

de soi-même ....

HOMO : semblable
ISO : semblable

Nous allons envisager deux préfixes dont le sens est très voisin.

HOMO et **ISO.**

Une greffe dans laquelle le greffon est emprunté à un sujet de la même espèce s'appelle une HOMOGREFFE.

---

semblable

Donc HOMO signifie : ....

---

même

ISO signifie également : SEMBLABLE, LE MÊME.
ISOGROUPE signifie : du .... groupe sanguin.

---

même

Un corps HOMOGÈNE est un corps formé d'éléments de .... nature.

HÉTÉRO : différent

Le préfixe **HÉTÉRO** est le contraire d' « HOMO ». Il signifie : « DIFFÉRENT ».

homogène

Si .... signifie : « qui est formé d'éléments de nature semblable » ou « de même nature », comment appellera-t-on un corps formé d'éléments de nature différente?

hétérogène

Un corps ....

---

a) *semblable*
b) *différent*
c) *semblable*
d) *de soi-même*

a) HOMO signifie ....
b) HÉTÉRO signifie ....
c) ISO signifie ....
d) AUTO signifie ....

Une infection ayant son point de départ dans l'organisme même du sujet s'appelle :

auto - infection

Une ....

Reprenons encore le sens des préfixes :

a) *semblable*
b) *différent*
c) *semblable*
d) *de soi-même*

a) HOMO ⟶ ....
b) HÉTÉRO ⟶ ....
c) ISO ⟶ ....
d) AUTO ⟶ ....

(Liste donnée à titre d'exemple)

Donnez un exemple pour chaque sens du préfixe PARA.

parotide
parasympathique
paratyphoïde
paracentèse
paresthésie
parentéral

a) A côté de ....
b) Antagonisme ....
c) Presque ....
d) A travers ....
e) Défectuosité ....
f) En dehors de ....

Essayez de vous rappeler les différents sens du préfixe PARA (il y en a 6).

à côté de	....
antagonisme	....
presque	....
à travers	....
défectuosité	....
en dehors de	....

	Rappelons également que l'idée de rapidité est expri-
tachy	mée par le préfixe .... (accélération du rythme
tachycardie	cardiaque : ....).
	Le ralentissement du rythme cardiaque s'appelle :
bradycardie	La ....
brady	(Le préfixe .... signifie LENT.)

MÉGA : grand (avec idée de dilatation)
MÉGALO : augmentation de volume

Racines : **MÉGA** ⟶ GRAND (AVEC IDÉE DE DILATATION).
Un MÉGACÔLON est la dilatation d'une partie plus ou moins étendue du côlon.

---

méga - uretère

De même, un .... est la dilatation d'un uretère.

MÉGA côlon
MÉGA uretère

grand dilaté

MÉGA veut dire ...., ...

Racines : **ACR(O)** ⟶ EXTRÉMITÉ
MÉGALIE ⟶ AUGMENTATION DE VOLUME.

Une ACRO-MÉGALIE est le développement excessif des os de la face et des extrémités des membres (d'où augmentation de volume de la tête, des .... et des ....).

mains pieds

Racines : **MÉGAL(O)** ⟶ AUGMENTATION DE VOLUME
SPLÉN(O) ⟶ RATE.

Une MÉGALO-SPLÉNIE est une augmentation de volume de la ....

rate

SPLÉNOMÉGALIE et MÉGALOSPLÉNIE sont synonymes. Ils signifient tous deux :
augmentation du volume de la ....
Mais le premier est plus usuel que le second.

rate

---

rate	La racine **SPLÉN(O)** signifie ....
splénomégalie	Augmentation du volume de la rate : ....
grand *dilaté*	MÉGA uretère Spléno MÉGALIE Quel est le sens de MÉGA? ....
rate	Une SPLÉNOPATHIE est une maladie de la ....
splénomégalie	L'augmentation du volume de la rate s'appelle ....
cœur *cardiomégalie*	Une cardiopathie est une maladie du .... Une augmentation du volume du cœur s'appelle une ....
grand dilaté *augmentation de volume*	MÉGA côlon MÉGA uretère Acro MÉGALIE Spléno MÉGALIE Cardio MÉGALIE Que signifie MÉGA? .... Que signifie MÉGALIE? ....

Racines : **DOLICHO** ⟶ ALLONGEMENT
CÔLON.
Un DOLICHO-CÔLON est un allongement d'une partie plus ou moins étendue du côlon.

Racines : **MÉGA** ⟶ DILATÉ
DOLICHO ⟶ ALLONGÉ
CÔLON.
Un MÉGADOLICHOCÔLON est un côlon, à la fois

dilaté allongé .... et ....

MÉGA côlon
MÉGA uretère
MÉGA dolichocôlon
Que signifie le préfixe MÉGA?

grand dilaté ...., ...

DOLICHO côlon
Méga DOLICHO côlon
Que signifie le préfixe DOLICHO?

allongement ....

Une augmentation de volume de la rate est une

splénomégalie ....

MICRO ⟶ PETIT.
SCOP(O) ⟶ REGARDER.
Un être MICROSCOPIQUE est un être si petit qu'on ne peut le voir qu'au microscope.

MICRO : petit

Racines : **MICR(O)** ⟶ PETIT
BI(O) ⟶ VIE.
Les MICROBES sont des êtres vivants unicellulaires infiniment petits.

« MICRO-ORGANISME » est un mot synonyme de **microbe.**

---

microbes
micro - organismes

microscope

D'après l'item précédent, il faut noter que ....
et .... sont synonymes.
Ils désignent tous deux des êtres vivants unicellulaires qu'on ne peut observer qu'au ....

MICRO be
MICRO organisme
MICRO scope
MICRO scopique
Que signifie le préfixe MICRO?

petit

....

MACRO : grand

Le contraire de micro est **MACRO.**

MACRO ⟶ signifie GRAND.

Un examen à l'œil nu, sans microscope, s'appelle un examen .... scopique.

macroscopique

Nous allons procéder à quelques **RÉVISIONS.**

Comment s'appelle la dissociation de certains corps sous l'action de l'eau?

Une ....

hydrolyse

Comment s'appelle la décomposition des globules rouges du sang?

Une ....

hémolyse

Sympatho **LYTIQUE** signifie qui .... les effets du ....

annule
sympathique

Comment s'appelle le système nerveux qui équilibre l'action du sympathique (par antagonisme)?

Le système ....

parasympathique

Quel est le sens de PARA dans les mots suivants :

a) **PARA** thyroïde
b) **PARA** typhoïde
c) **PARA** centèse.

a) *à côté de*
b) *presque*
c) *à travers*

Comment s'appelle l'opération qui consiste à piquer à travers le tympan pour faire évacuer le pus?

Une ....

paracentèse

---

dilatation a) Un mégacôlon, c'est la .... d'une partie plus ou moins étendue du côlon.

allongement b) Le dolichocôlon, c'est l'.................... d'une partie plus ou moins étendue du côlon.

La dilatation et l'allongement simultanés du côlon s'appellent :

mégadolichocôlon Un ....

Le développement excessif des os de la face et des extrémités des membres s'appelle :

acromégalie Une ....

L'augmentation du volume de la rate s'appelle :

splénomégalie ....

SPLÉN ectomie
SPLÉN(O) mégalie
SPLÉN ique

Que signifie la racine **SPLEN?**

rate ....

Hémo **PHILE**
qui aime Hydro **PHILE**
eau **HYDRO** lyse
HYDRO phile

Que signifient les racines en majuscules?

HOMO gène
semblable **HOMO** greffe
AUTO infection
de soi-même **AUTO** greffe

Que signifient les racines en majuscules?

---

différent
semblable

HÉTÉRO gène
HÉTÉRO greffe
ISO groupe

Que signifient les racines en majuscules?

---

défectuosité
presque

PAR esthésie
PARA plégie

Quel est le (ou les) sens du préfixe PARA dans les mots ci-dessus?

---

rapide
lent

TACHY cardie
BRADY cardie

Quel est le sens de ces deux racines en majuscules?

EXERCICES DE LA 10e LEÇON

1) La dissociation d'un corps en éléments plus simples s'appelle :

Hydrolyse	⟶	1
Catalyse	⟶	2
Lyse	⟶	3
Lyophilisation	⟶	4

---

2) La dissociation de certains corps en présence d'eau s'appelle :

Hémolyse	⟶	1
Catalyse	⟶	2
Hydrolyse	⟶	3
Électrolyse	⟶	4

---

3) Associez chiffres et lettres (ce qui détruit et ce qui est détruit ou inhibé).

1. Hémolytique	A. Système nerveux parasympathique
2. Sympatholytique	B. Adrénaline
3. Fibrinolytique	C. Globules rouges du sang
4. Adrénolytique	D. Système nerveux sympathique
5. Parasympatholytique	E. Fibrine — donc caillot.

---

4) La diminution ou l'abolition de la motricité (c'est-à-dire de la faculté de mouvements) s'appelle :

Paraplégie	⟶	1
Hémiplégie	⟶	2
Paralysie	⟶	3
Tétraplégie	⟶	4

---

5) Une affection héréditaire résultant d'une incapacité sanguine à coaguler s'appelle :

Hémorragie	⟶	1
Hémophilie	⟶	2
Hémostase	⟶	3
Hyperémie	⟶	4

---

6) Associez lettres et chiffres en écrivant votre réponse.

A. PAR otide	1. Presque
B. PAR entéral	2. Opposition
C. PARA typhoïde	3. A côté de...
D. PARA sympathique	4. En dehors de...

---

7) Une diminution de la force musculaire qui ne va pas jusqu'à la paralysie s'appelle :

Paresthésie	⟶	1
Paraplégie	⟶	2
Parésie	⟶	3
Paralysie	⟶	4

---

8) Le fait de percevoir des sensations pénibles variées (fourmis, par exemple) qui surviennent sans raison apparente s'appelle :

Paroxysme	⟶	1
Parésie	⟶	2
Paresthésie	⟶	3
Paraplégie	⟶	4

---

9) Une greffe dans laquelle le greffon est emprunté au sujet lui-même s'appelle :

Hétérogreffe	⟶	1
Isogroupe	⟶	2
Normogreffe	⟶	3
Autogreffe	⟶	4

---

10) La dilatation d'une partie plus ou moins étendue du côlon s'appelle :

Mégacôlon	⟶	1
Dolichocôlon	⟶	2
Acromégalie	⟶	3
Mégadolichocôlon	⟶	4

---

11) Le développement excessif des os de la face et des extrémités des membres s'appelle :

Splénomégalie	⟶	1
Dolichomégalie	⟶	2
Acromégalie	⟶	3
Gigantisme	⟶	4

---

12) Une augmentation du volume de la rate s'appelle :

Splénopathie	⟶	1
Splénomégalie	⟶	2
Splénopexie	⟶	3
Mégalosplénie	⟶	4
Splénome	⟶	5

---

13) Lorsqu'il y a à la fois allongement et dilatation du côlon, on dit qu'on est en présence d'un :

Dolichocôlon	⟶	1
Mégadolichocôlon	⟶	2
Mégacôlon	⟶	3
Splénocôlon	⟶	4

---

14) L'allongement d'une partie plus ou moins étendue du côlon s'appelle :

Mégacôlon	⟶	1
Dolichocôlon	⟶	2
Mégadolichocôlon	⟶	3
Colopathie	⟶	4

LISTE DES MOTS ÉTUDIÉS DANS LA LEÇON X
(par ordre alphabétique)

ACROMÉGALIE
ADRÉNOLYTIQUE
ANALEPTIQUE
ANXIOLYTIQUE
AUTO-GREFFE
AUTO-INFECTION

BRADYCARDIE

CARDIOMÉGALIE
CATALYSEUR

DOLICHOCÔLON
DYSPEPSIE
DYSTOCIE

EUPEPSIE
EUPHORIE
EUTOCIE

FIBRINE
FIBRINOLYSE
FIBRINOLYTIQUE

HÉMOLYSE
HÉMOPHILIE
HÉTÉROGÈNE
HOMOGÈNE
HOMOGREFFE
HYDROLYSE
HYDROPHILE
ISOGROUPE

LYOPHILISATION
LYSE

MACROSCOPIQUE
MÉGACÔLON
MÉGADOLICHOCÔLON
MÉGALOSPLÉNIE
MÉGA-URETÈRE
MICROBE
MICROSCOPIQUE
MICRO-ORGANISME

OTALGIE
OTITE
OTO-RHINO-LARYNGOLOGISTE
OTORRHÉE

PARACENTÈSE
PARASYMPATHIQUE
PARASYMPATHOLYTIQUE
PARATHYROÏDE
PARATYPHOÏDE
PARENTÉRAL
PARÉSIE
PARESTHÉSIE
PAROTIDES
PSYCHODYSLEPTIQUE
SPLÉNECTOMIE
SPLÉNOMÉGALIE
SPLÉNOPATHIE
SYMPATHIQUE
SYMPATHOLYTIQUE

TACHYCARDIE

LEÇON XI

ÉTUDE DES PRÉFIXES, RACINES ET SUFFIXES :

OLE	:	diminutif
ULE	:	diminutif
ETTE	:	diminutif
PHOBIE	:	peur morbide
MANIE	:	obsession impulsive
PHYSE	:	ce qui est (produit).

Comme au début de chaque leçon nous allons d'abord réviser.

Comment appelle-t-on un développement excessif des os de la face et des extrémités des membres?

acromégalie L'...................................

Les extrémités sont évoquées par la racine

acro ....

La racine grecque **CYAN(O)** indique qu'il s'agit de la couleur :

bleue ....

Un état de la peau qui est bleue par suite d'un manque d'oxygène s'appelle :

cyanose Une ....

Une CYANOSE permanente des extrémités (surtout des mains), s'appellera :

acrocyanose Une ....

---

cyan(o) La racine .... indique qu'il s'agit de la couleur bleue.

ACRO mégalie
ACRO cyanose

extrémités La racine **ACRO** indique qu'il s'agit des ....
pieds mains et en particulier des .... et des ....

OLE : diminutif

En latin, cavité, creux, se dit : **ALVEUS.** La terminaison **OLE** indique qu'il s'agit d'un diminutif (petit). Une ALVÉOLE est une cavité (un petit creux).

Voyons les deux types d'alvéoles que l'on trouve dans le corps.

1) **Les alvéoles dentaires**

cavités

Ce sont des ...., que l'on trouve dans l'os maxillaire (inférieur ou supérieur) dans lesquelles sont enchâssées les dents.

---

2) **Les alvéoles pulmonaires**

Petits sacs appendus à chaque bronchiole, qui se remplissent d'air à l'inspiration et se vident à l'expiration.

---

alvéoles
alvéoles pulmonaires

Nous venons de parler
d'.................. dentaires
et d'.................. ....

	Racines : **MALLEUS** : marteau
petit	**OLE** : ....

Les MALLÉOLES sont des apophyses (excroissances naturelles de la surface d'un os) qui ressemblent à des *petits* marteaux et sont situées à la partie inférieure du tibia et du péroné.

Synonyme : cheville.

alvéole	Petite cavité : ....
malléole	Petit marteau : ....

ULE : diminutif

Un autre suffixe exprime l'idée de petit : **ULE.**

Les GÉLULES sont de **petits** cylindres **gélatineux** contenant le médicament sous forme de poudre. Les .... sont composées de 2 parties : elles peuvent s'ouvrir.

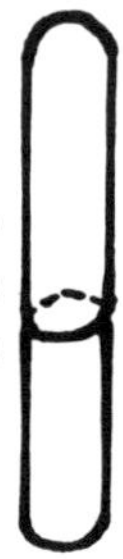

gélules

Il ne faut pas confondre les différentes formes de médicaments à avaler. Nous venons de voir les ....

gélules

Avec le même suffixe **ULE** nous trouvons les GRANULES (et non granulé).

de GRANUM : grain
ULE : diminutif.

Les GRANULES sont de petits grains de très faible dimension. **C'est la forme médicamenteuse la plus petite** réservée aux produits toxiques.

Il ne faut pas confondre les .... avec les granulés. Les granulés sont de petits grains dans lesquels le principe actif est mélangé à du sucre. On les croque ou on les dissout dans l'eau.

granules

Du latin : **CAPSA** : boîte
ULE : suffixe diminutif.

La CAPSULE médicamenteuse est une enveloppe contenant le médicament sous forme de poudre.

La capsule ressemble à la ...., mais elle ne peut pas s'ouvrir.

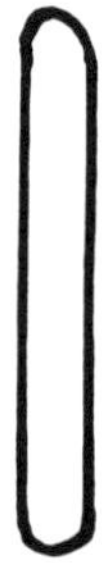

gélule

Le mot CAPSULE peut avoir plusieurs significations :
a) Il peut s'agir d'une **enveloppe** entourant un organe:
capsule …………………… rénale, par exemple.
b) Cela peut être aussi un véritable manchon fibreux qui enveloppe toute l'articulation pour maintenir en place les os qui la composent :
capsule …………………… articulaire.
c) Nous avons déjà vu qu'il peut s'agir également
capsule d'une …………………… médicamenteuse.

Un médicament sous forme de capsule se prend-il par voie orale ou parentérale?
orale …………………….

Une injection intramusculaire utilise la voie
parentérale …………………… pour l'administration du médicament.

Qu'avons-nous représenté en A et B?

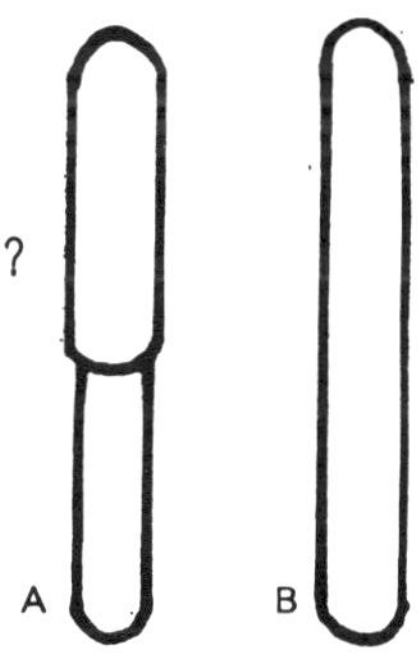

A gélule ……………………
B capsule …………………….

Les granulés sont :
a) des pilules de toute petite dimension, la forme médicamenteuse la plus petite employée pour des médicaments très toxiques;
b : *juste* *b*) de petits grains de grosseur uniforme dans lesquels le médicament actif est mélangé avec du sucre, qui doivent être ou croqués ou dissous dans un liquide?
La bonne réponse est-elle *a* ou *b?* L'autre définition correspond à quel mot?
granule …………………….

---

granules	Les « pilules de toute petite dimension : forme médicamenteuse la plus petite employée pour des médicaments très toxiques » sont des ....
granules *granulés*	Il ne faut pas confondre les .... et les .... Cela pourrait avoir des conséquences très graves... pour le malade.

---

granulés	« Les petits grains de grosseur uniforme dans lesquels le médicament actif est mélangé avec du sucre et qui doivent être croqués ou dissous dans de l'eau » sont des ....

---

petit	Racines : **FOLLIS** : sac **ULE** : petit. Le follicule de de Graaf est un « *petit* sac » et l'ovaire en contient de 15 000 à 35 000. Dans les mots : Caps **ULE** Pil **ULE** Gél **ULE** Gran **ULE** Follic **ULE** **ULE** signifie ....

---

ovule	Autre mot formé avec ce suffixe : **OVULE** Racines : **OV(O)** : œuf **ULE** : petit. L'.................................. est un petit œuf. C'est un solide en forme d'œuf contenant une matière médicamenteuse et s'administrant par le vagin.

œuf *petit*	Racines : **OV(O)** : .... **ULE** : .... L'OVULE est également la cellule sexuelle féminine à l'état mûr.

	Vous vous souvenez des explications données à propos du follicule de de Graaf.
sac	Racines : **FOLLIS** : ....
petit	**ULE** : ....
	Le follicule pileux est un repli de l'épiderme sur lui-même formant **sac** et contenant un poil.

	Vous voyez que FOLLICULE signifie toujours
a) *petit sac*	.... *(a)*, mais qu'il peut avoir des localisations diverses :
b) *follicule de de Graaf*	*(b)* sur l'ovaire : .... de ....;
c) *follicule pileux*	*(c)* dans l'épiderme : ....

	OVULE est encore un mot qui a deux sens :
médicamenteuse	*a*) c'est une forme ....;
cellule sexuelle de la femme	*b*) c'est la .... de la ....

	Souvenez-vous d'autres formes médicamenteuses :
capsule	C.......... ....
gélule	G....................
granule	G....................
granulés	G.................... .

	La forme médicamenteuse s'administrant par le vagin
ovule	est l'.................... .

	Si **FEBRIS** veut dire fièvre (en latin), quel est le sens du mot français FÉBRICULE?
petite fièvre	....

Racines : **VÉSICA** : ampoule
ULE : petit.

Une VÉSICULE est une petite ampoule contenant du liquide,

— soit sur la peau (élevure hémisphérique ou conique de l'épiderme et pleine de liquide);
— soit comme organe de réserve d'un produit de sécrétion organique :
  — vésicule biliaire (réserve de bile),
  — vésicule séminale (réserve du sperme).

follicule — Petit sac : ....
vésicule — Petite ampoule : ....

---

vésicule biliaire — La .... est un petit réservoir de bile.

vésicule séminale — La .... est un petit réservoir de sperme.

Comment s'appelle une petite veine :

veinule — Une ....

Voyons un autre mot avec le suffixe **ULE.**

Les deux cavités du cœur qui font suite aux oreillettes s'appellent (A et B) :

ventricules — Les ....

(Racine venter : ventre.)

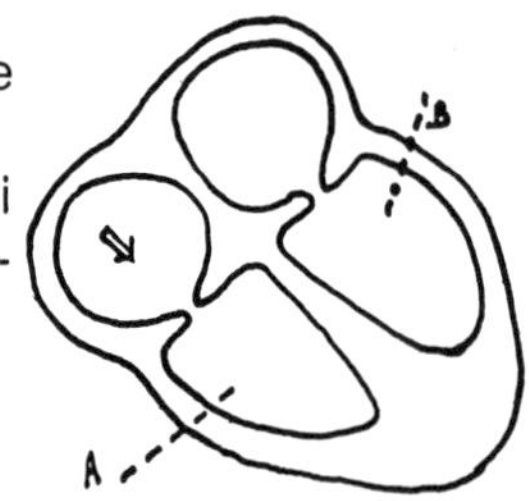

A l'intérieur du cœur, de petites valves permettent la circulation du sang dans un seul sens.

Ces petites valves s'appellent :

valvules — Des ....

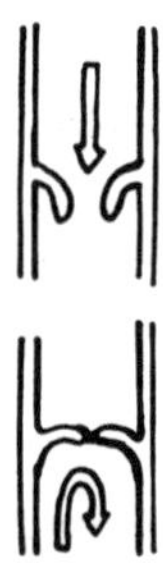

---

ventricule

valvule

Entre l'oreillette droite et le .... droit (en A), la petite valve s'appelle .... TRICUSPIDE (à trois pointes; en réalité, il y en a une petite quatrième).

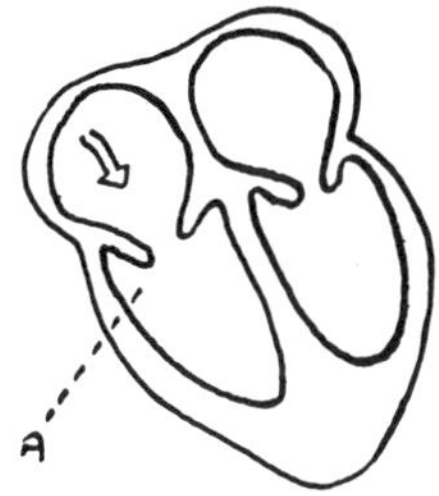

---

ventricule

valvule

Entre l'oreillette gauche et le .... gauche, la petite valve (en B) s'appelle la .... MITRALE.

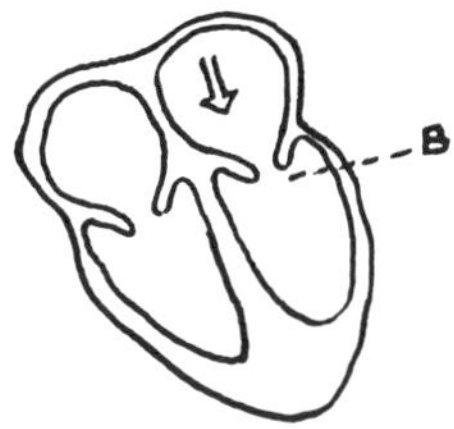

---

valvule tricuspide

La .... est la petite valve située entre l'oreillette droite et le ventricule droit.

---

valvule mitrale

La .... est la petite valve située entre l'oreillette gauche et le ventricule gauche.

---

tricuspide

mitrale

Cœur droit (à gauche sur le schéma) : valvule ....

Cœur gauche (à droite sur le schéma) : valvule ....

---

artérioles artères

Nous avons vu les mots VEINULE, VENTRICULE, VALVULE.

Voyons maintenant l'ARTÉRIOLE.

Racines : **ARTÉR(O)** : artère

OLE : petite.

Les .... sont de petites ....

Que signifie le suffixe **OLE?**

petit ....

Vous vous souvenez d'autres mots composés avec le suffixe **OLE :**

malléole petit marteau : ....

alvéole petite cavité : ....

Nous avons vu 2 sortes d'alvéoles :

dentaires Les alvéoles d..

pulmonaires Les alvéoles p..

A votre avis, qu'est-ce qu'une BRONCHIOLE?

petite bronche Une ....

Que signifie le suffixe **OLE?**

petit ....

Que signifie le suffixe **ULE?**

petit ....

Quels sont les deux premiers suffixes étudiés qui signifient **petit?**

ole *a)* ....

ule *b)* ....

ETTE : diminutif

Un autre suffixe donne l'idée de petit : **ETTE.**
Les éléments solides qui sont dans le sang et se présentent sous la forme de bâtonnets, de petites plaques fuselées, sont des PLAQUETTES.

---

petit
ule ole

Le suffixe **ETTE** signifie donc également ....
ainsi que les suffixes .... et ....

---

orale parentérale

Rappelons les différentes formes médicamenteuses étudiées : PILULE, CAPSULE, GÉLULE, GRANULE, GRANULÉS, OVULE.
Nous avons également les ampoules.
Les médicaments sous forme d'ampoules se boivent (voie ....) ou s'injectent (voie ....).
Il existe d'autres formes médicamenteuses (comprimés, collyres, cachets, etc.).

---

vésicule
follicule
alvéole
malléole

Avec le suffixe **ULE** vous vous souvenez des mots suivants :

— petite ampoule : v..........
— petit sac : f..........

Avec le suffixe **OLE** :

— petite cavité : a..........
— petit marteau : m..........

---

articulation

ARTHR algie
ARTHR ite
ARTHR ose
Que signifie la racine **ARTHR?**
....

ÉPI gastre
ÉPI derme
sont des mots que nous avons vus.
Que signifie le préfixe **ÉPI?**

sur ....

Rappelez par quel préfixe étudié précédemment s'exprime l'idée de : au-dessous (exemple : le contraire d'épigastre).

hypo ....

Où est situé un organe *sub*lingual?

sous la langue ....

Nous allons étudier maintenant quelques racines nouvelles.
Mais tout d'abord, que signifie la racine **PHILE** (utilisée dans les mots : hydrophile, hémophile)?

qui aime ....

PHOBIE : peur morbide

PHOBIE indique une peur morbide de quelque chose.
Racines : **AGORA** : place publique
PHOBIE : peur morbide.
L'AGORAPHOBIE est une ....
de la foule (de la place publique).

peur morbide

Racines : **PHOT(O)** : lumière
PHOBIE : ....
La .... est la peur morbide de la lumière.

peur morbide
photophobie

Racines : **CLAUSTR(O)** : endroit clos
PHOBIE : peur morbide.
La peur morbide d'être dans un lieu clos est la ....

claustrophobie

MANIE : obsession impulsive

La racine **MANIE** mise en fin de mot indique une obsession impulsive.
Racine : **CLEPT(O) :** je vole.
La KLEPTOMANIE est une obsession impulsive à voler, à prendre.

---

obsession impulsive

Racine : **MYTH(O) :** fable, affabulation.
Une MYTHOMANIE est une .... à raconter des mensonges.

---

hydrophobie

HYDROPHILE signifie : « qui aime l'eau ».
Pouvez-vous essayer de dire comment s'appelle une peur morbide de l'eau ?
....

---

incendie

La PYROMANIE est l'obsession impulsive à l'.......................

---

pyrogène
antipyrétique
apyrétique

Vous vous souvenez que **PYRO** indique une idée de feu ou de fièvre :
— qui provoque la fièvre : ....;
— qui combat la fièvre : ....;
— qui n'a pas de fièvre : ....

---

petite

Une FÉBRICULE est une .... fièvre.
Quand un malade a un peu de fièvre, il est sub-fébrile.

---

obsession impulsive

Pyro **MANIE**
Klepto **MANIE**
Mytho **MANIE**
Quel est ici le sens de **MANIE ?**
....

---

pyromanie Obsession impulsive à l'incendie : ....;
kleptomanie Obsession impulsive au vol : ....;
mythomanie Obsession impulsive à fabuler : ....

Hydro **PHOBIE**
Photo **PHOBIE**
Claustro **PHOBIE**
Agora **PHOBIE**
Quel est le sens de **PHOBIE?**

peur morbide ....

---

hydrophobie Peur morbide de l'eau : ....;
photophobie Peur morbide de la lumière : ....;
agoraphobie Peur morbide de la foule : ....;
claustrophobie Peur morbide de la claustration : ....

Précisons que le mot MORBIDE et le mot MALADIF ont le **même sens.**

morbide Une peur maladive est une peur ....

PHYSE : ce qui est produit

Avant de passer à la racine **PHYSE** mise en fin de mot (production, croissance), nous voudrions rappeler un mot qui signifie excroissance anormale d'un os :

Une ex…………….

exostose

Préfixe : **APO** : hors de
Racine : **PHYSE :** production, croissance.
Il s'agit là d'une excroissance naturelle de la surface d'un os.
Nous avons déjà parlé d'apophyses à l'occasion de celles qui sont situées à la région inférieure du tibia et du péroné et qui s'appellent :

Les …………….

malléoles

Il ne faut pas confondre l'excroissance anormale d'un os : ……………. et l'excroissance naturelle ou …………….

exostose
apophyse

Une SYMPHYSE est une articulation **non mobile.**

Préfixe : **SYM :** avec.

Dans le mot SYMPHYSE, on trouve une idée d'union. Il s'agit là d'une articulation ……………. …………….

non
mobile

D'une manière générale les mots signifiant articulation utilisent la racine …………….

arthr(o)

Préfixe : **ÉPI** : sur
Racine : **PHYSE :** production, croissance.
(Souvenez-vous : épigastre, épiderme).
L'ÉPIPHYSE est l'extrémité d'un os long.

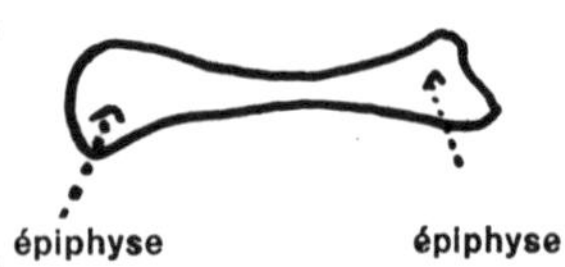

Faites correspondre les différentes parties d'un os long avec leur nom :

A 3	A. Épiphyse	1. Excroissance (naturelle)
B 1	B. Apophyse	2. Partie moyenne
C 2	C. Diaphyse	3. Extrémités

Nous n'avons pas encore vu le mot DIAPHYSE. C'est bien la partie moyenne de l'os située entre les

épiphyses …………………….

DIA veut dire au travers. Le DIAPHRAGME est une membrane musculaire qui est au travers du corps.

Comment appelle-t-on la partie moyenne d'un os long ?

diaphyse …………………….

---

a) Comment appelle-t-on la partie 1 de ce schéma ?

épiphyse …………………….

b) Comment appelle-t-on la partie 2 de ce schéma

diaphyse …………………….

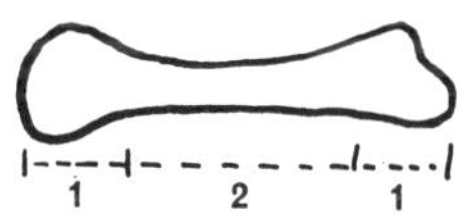

---

apophyse Excroissance naturelle d'un os : …………………….;
exostose Excroissance anormale d'un os : …………………….;
diaphyse Partie moyenne de l'os long : …………………….;
épiphyse Extrémités de l'os long : …………………….

L'HYPOPHYSE est une glande à sécrétion interne

endocrine ou glande en …………………….

---

exocrine Le contraire d'endocrine est …………………….

Rappelez quels sont les deux préfixes qui indiquent l'idée d'au-dessous de?

hypo ....

sub et ....

---

exocrine

a) Une glande qui rejette le produit de sa sécrétion vers **l'extérieur** est une glande .... (milieu extérieur : exemple tube digestif).

endocrine

b) Une glande qui rejette le produit de sa sécrétion dans le milieu intérieur est une glande .... (milieu intérieur : sang).

Comment s'appelle la glande endocrine située à la partie inférieure du cerveau?

hypophyse L'.......................... .

RÉVISONS :

Comment appelle-t-on la peur morbide de la lumière?

photophobie La p.......................... .

Comment appelle-t-on l'obsession impulsive au vol?

kleptomanie La ....

Comment appelle-t-on la peur morbide d'être enfermé dans un endroit clos?

claustrophobie La ....

Par quelle racine, placée en fin de mot, désigne-t-on l'obsession impulsive?

manie La racine ....

---

a) Une digestion harmonieuse s'appelle :

eupepsie L'.......................... .

b) Un accouchement normal s'appelle :

eutocie L'.......................... .

---

semblable
de soi-même

Que signifient les préfixes
homo? ....
auto? ....

---

homogène
hétérogène

a) Un corps composé d'éléments de même nature est un corps ....

b) Un corps composé d'éléments de nature différente est un corps ....

---

mégacôlon

La dilatation d'une partie plus ou moins étendue du côlon s'appelle :
Un ....

---

dolichocôlon

L'allongement d'une partie plus ou moins étendue du côlon s'appelle :
Un ....

---

méga-uretère

La dilatation d'un uretère est un ....

---

augmentation du volume du cœur

Qu'est-ce qu'une CARDIOMÉGALIE?

....

---

rate
dur

a) Que signifie la racine **SPLÉN(O)?**
La ....

b) Que signifie la racine **SCLÉR(O)** (artériosclérose)?
....

---

blanc
gris
rouge
bleu

Que signifient les racines **LEUC(O)**
POLI(O)
ÉRYTHR(O)
CYAN(O)

EXERCICES de la 11e LEÇON

1) Une cavité, un petit creux, s'appelle :

Une malléole	⟶	1
Une alvéole	⟶	2
Une bronchiole	⟶	3
Un follicule	⟶	4
Une vésicule	⟶	5

---

2) Chacune des apophyses (excroissances naturelles de la surface d'un os de la région inférieure du tibia et du péroné (qui forme la cheville) s'appelle :

Artériole	⟶	1
Malléole	⟶	2
Clavicule	⟶	3
Capsule	⟶	4
Valvule	⟶	5

---

3) Des petits cylindres gélatineux contenant le médicament sous forme de poudre et qui peuvent s'ouvrir s'appellent :

Pilules	⟶	1
Gélules	⟶	2
Capsules	⟶	3
Granules	⟶	4
Granulés	⟶	5

---

4) Des petits grains employés pour des médicaments très toxiques s'appellent :

Pilules	⟶	1
Granules	⟶	2
Granulés	⟶	3
Capsules	⟶	4

---

5) Des petits cylindres ne pouvant pas s'ouvrir et contenant le médicament sous forme de poudre s'appellent :

Pilule	⟶	1
Gélule	⟶	2
Follicule	⟶	3
Capsule	⟶	4
Granule	⟶	5

---

6) Les granulés sont :

a) Des pilules de toute petite dimension, la forme médicamenteuse la plus petite employée pour des médicaments très toxiques.

b) De petits grains de grosseur uniforme dans lesquels le médicament actif est mélangé avec du sucre, qui doivent être ou croqués ou dissous dans un liquide.

a ou b?

---

7) Les deux ovaires ont, dans leur périphérie, de 15 000 à 35 000 petits sacs. Chaque petit sac contient un ovocyte (ovule immature).

Ces petits sacs s'appellent :

Ovule	⟶	1
Vésicule	⟶	2
Valvule	⟶	3
Follicule de de Graaf	⟶	4
Fébricule	⟶	5
Granule	⟶	6

---

8) Un petit solide, en forme d'œuf, contenant une matière médicamenteuse et s'administrant par le vagin, s'appelle :

Gélule	⟶	1
Capsule	⟶	2
Ovule	⟶	3
Granule	⟶	4

---

9) Un repli de l'épiderme sur lui-même formant un sac et contenant un poil s'appelle :

Capsule	⟶	1
Vésicule	⟶	2
Follicule	⟶	3
Ventricule	⟶	4

---

10) La cellule sexuelle féminine s'appelle :

Ovaire	⟶	1
Ovocyte	⟶	2
Ovule	⟶	3
Follicule de de Graaf	⟶	4

---

11) Une *vésicule* est :

a) Une petite élevure hémisphérique ou conique de l'épiderme pleine de liquide (ex : « boutons » de la varicelle) ⟶ 1

b) Une petite ampoule qui sert de réservoir à un produit de sécrétion organique ⟶ 2

c) Les deux définitions sont bonnes ⟶ 3

d) Aucune définition n'est bonne ⟶ 4

---

12) Les petites artères s'appellent :

Capillaires	⟶	1
Artérioles	⟶	2
Les deux	⟶	3

---

13) Comment appelle-t-on des éléments solides qui sont dans le sang et se présentent sous la forme de bâtonnets, de petites plaques fuselées?

Leucocytes	⟶	1
Hématies	⟶	2
Plaquettes	⟶	3
Hémoglobine	⟶	4

---

14) Une peur morbide de la foule s'appelle :

Claustrophobie	⟶	1
Agoraphobie	⟶	2
Xénophobie	⟶	3
Photophobie	⟶	4

---

15) Une obsession impulsive à voler, à prendre, s'appelle :

Claustrophobie	⟶	1
Mythomanie	⟶	2
Hémophilie	⟶	3
Kleptomanie	⟶	4
Pyromanie	⟶	5

---

16) La peur morbide d'être dans un lieu clos s'appelle :

Claudication	⟶	1
Claustrophobie	⟶	2
Mythomanie	⟶	3
Photophobie	⟶	4

---

17) Une obsession impulsive à raconter des mensonges s'appelle :

Mégalomanie	⟶	1
Mégalocranie	⟶	2
Mythomanie	⟶	3
Névrose obsessionnelle	⟶	4

---

18) Une excroissance *naturelle* de la surface d'un os s'appelle :

Hypophyse	⟶	1
Apophyse	⟶	2
Diaphyse	⟶	3
Épiphyse	⟶	4
Exostose	⟶	5

---

19) Une articulation non mobile s'appelle :

Diaphyse	⟶	1
Épiphyse	⟶	2
Symphyse	⟶	3
Arthromalacie	⟶	4

---

20) Les extrémités d'un os long (contenant la moelle rouge) s'appellent :

Diaphyse	⟶	1
Articulation	⟶	2
Épiphyse	⟶	3
Apophyse	⟶	4

---

21) Faites correspondre les différentes parties d'un os long avec leur nom :

A. Épiphyse	1. Excroissances
B. Apophyse	2. Partie moyenne
C. Diaphyse	3. Extrémités

---

22) Une peur morbide de la lumière s'appelle :

Claustrophobie	⟶	1
Photophobie	⟶	2
Hydrophobie	⟶	3
Mythomanie	⟶	4

LISTE DES MOTS ÉTUDIÉS DANS LA LEÇON XI
(par ordre alphabétique)

ACROCYANOSE
ACROMÉGALIE
AGORAPHOBIE
ALVÉOLE
ALVÉOLE DENTAIRE
ALVÉOLE PULMONAIRE
ANTIPYRÉTIQUE
APOPHYSE
APYRÉTIQUE
ARTÉRIOLE
ARTHRALGIE
ARTHRITE
ARTHROSE

BRONCHIOLE

CAPSULE
CARDIOMÉGALIE
CLAUSTROPHOBIE
CYANOSE

DIAPHYSE
DOLICHOCÔLON

ENDOCRINE
ÉPIDERME
ÉPIGASTRE
ÉPIPHYSE
ÉRYTHÈME
ÉRYTHROCYTE
EUPEPSIE
EUTOCIE
EXOCRINE
EXOSTOSE

FÉBRICULE
FOLLICULE
FOLLICULE DE de GRAAF

GÉLULE
GRANULE
GRANULÉ

HÉMOPHILIE
HÉTÉROGÈNE
HOMOGÈNE
HYDROPHILE
HYDROPHOBIE
HYPOPHYSE

KLEPTOMANIE

LEUCÉMIE
LEUCOCYTE
LEUCORRHÉE
LEUCOSE

MALLÉOLE
MÉGACÔLON
MÉGA-URETÈRE
MORBIDE
MYTHOMANIE

OVULE

PARENTÉRAL
PHOTOPHOBIE
PILULE
PLAQUETTE
POLIOMYÉLITE
PYROGÈNE
PYROMANIE

SUBLINGUAL
SYMPHYSE
SYMPHYSE PUBIENNE

VALVULE
VALVULE MITRALE
VALVULE TRICUSPIDE
VEINULE
VENTRICULE
VÉSICULE
VÉSICULE BILIAIRE
VÉSICULE SÉMINALE

LEÇON XII

ÉTUDE DES PRÉFIXES, RACINES ET SUFFIXES :

IDE	:	1) qui a la forme de 2) qui concerne
CÉPHAL(O)	:	tête
RACHI(O) RACHID(O)	}	colonne vertébrale
RHIN(O)	:	nez
SPONDYL(O)	:	vertèbre
HYDRO	:	eau
THORAC(O)	:	poitrine
THÉRAPIE	:	emploi thérapeutique de
OPO	:	suc
CURIE	:	radium
SISMO	:	secousse
CERVIC(O)	:	cou ou col
VAS(O) VASCUL(O) ANGI(O)	}	vaisseau

IDE : 1) qui a la forme de
2) qui concerne

Racines : **TYPH(O)** : typhus
IDE : qui a la forme de.
La TYPHOÏDE est une affection qui ressemble au typhus.

oïde — Dans typh .... (« qui ressemble au typhus »), nous trouvons le suffixe **IDE.**

---

ide — Nous retrouvons ce même suffixe : .... dans un mot qui désigne deux valvules du cœur, qui ont la forme d'un S, et qui sont situées à l'orifice de l'aorte

sigmoïdes — et de l'artère pulmonaire, les valvules sigm.......... .

La lettre S vient de la lettre grecque « *sigma* » (Σ).
Pouvez-vous nous dire maintenant comment s'appellent les deux valvules du cœur, qui ont la forme d'un S, et qui sont situées à l'orifice de l'aorte et de l'artère pulmonaire?

sigmoïdes — Les valvules ....

Les cellules sexuelles mâles s'appellent les SPERMATOZOÏDES.
Racines : **SPERM(O)** : semence
ZOO : animal
Suffixe : **IDE** : qui a la forme de.

La cellule sexuelle mâle est très mobile. Elle se déplace grâce à un petit flagelle. Elle est produite par deux glandes : les testicules. Cette cellule sexuelle s'ap-

spermatozoïde — pelle le ....

---

ide *typhoïde* *sigmoïde* *spermatozoïde*	Dans les trois mots que nous venons d'étudier, nous retrouvons le suffixe .... (qui ressemble à, qui a la forme de). Qui ressemble au typhus : .... Qui ressemble à un S : .... Qui ressemble à un petit animal (zoo) : ....
oïde	Une autre signification du suffixe **IDE** est « qui concerne ». Qui concerne les LYMPHOCYTES se dit : lymph..................
lymphoïde	Le tissu où se forment les lymphocytes est le tissu l...................
lymphoïde	Un organe .... est un foyer de formation des lymphocytes.
ganglion lymphatique	Vous souvenez-vous d'un sens de la racine **ADÉN(O)?** G.................. l...................
adénite	L'inflammation des ganglions lymphatiques est une ....
ganglions lymphatiques	ADÉNOÏDE signifie : qui concerne les .... Remarque : **ADÉN(O)** a un 2e sens : glande.
lymphoïde *adénoïde*	Qui concerne les lymphocytes : .... Qui concerne les ganglions lymphatiques : ....

CÉPHAL(O) : tête

	Voyons maintenant une autre racine.
	Nous nous souvenons que la partie du système nerveux contenue dans la cavité crânienne s'appelle
encéphale	l'.................... (cerveau, cervelet et tronc cérébral).

Un mal de tête banal se dit aussi : une CÉPHALÉE.

	Racines : **EN CÉPHAL(O)** : encéphale
	GRAPHIE : examen avec enregistrement.
	Une radiographie de l'encéphale se dit :
encéphalographie	....

	L'ÉLECTRO-ENCÉPHALOGRAMME est le tracé reproduisant le faible courant électrique émis par les cellules cérébrales.
	L'examen qui permet de vérifier si l'électro-encéphalogramme est normal s'appelle L'ÉLECTRO-ENCÉ-
graphie	PHALO.................... .

---

tête	**CÉPHAL(O)** indique l'idée de ....
céphalée	Mal de tête : ....
encéphalographie	Radiographie de l'encéphale : ....
	Tracé reproduisant le faible courant électrique émis
électro-encéphalogramme	par les cellules cérébrales : ....

	Ouvrons une petite parenthèse.		
	Associez lettres et chiffres :		
A 2	A. ....graphie	1.	Examen sans enregistrement
B 3	B. ....gramme	2.	Examen avec enregistrement
C 1	C. ....scopie	3.	Tracé

Racine : **HYDRO :** eau, liquide.
L'accumulation de liquide **(HYDRO)** céphalo-rachidien dans la cavité crânienne est une HYDROCÉPHALIE.

Comment s'appelle une accumulation de liquide céphalo-rachidien dans la cavité crânienne?

hydrocéphalie ....

Nous allons voir maintenant le mot CÉPHALO-RACHIDIEN.
Vous savez que dans la colonne vertébrale passe la moelle ....

épinière

RACHI (O) : colonne vertébrale
RACHID(O) : colonne vertébrale

Le canal (le trou) de la **colonne vertébrale**, dans lequel passe la moelle épinière, s'appelle le CANAL RACHIDIEN.

colonne vertébrale — Le RACHIS est synonyme de ....

Le canal de la colonne vertébrale, dans lequel passe

rachidien — la moelle épinière est le canal ....

Les nerfs qui partent de la **colonne vertébrale**

rachidiens — sont les nerfs ....

---

62 nerfs (31 paires de nerfs) partent de la colonne ver-

rachidiens — tébrale. Ce sont les nerfs ....

Un liquide protège l'encéphale des contacts avec la boîte crânienne et tient en même temps l'encéphale en suspension dans cette boîte.
Ce liquide protège également la moelle épinière de la colonne vertébrale.
Ce liquide, qui concerne la *tête* et la *colonne verté-*

céphalo-rachidien — *brale,* est le liquide c.................. r.................. .

Revenons maintenant à un mot déjà étudié.
L'accumulation du LIQUIDE CÉPHALO-RACHIDIEN

hydrocéphalie — dans la cavité crânienne est une h.................. .

L'HYDROCÉPHALIE : accumulation du liquide

céphalo-rachidien — .... dans la cavité crânienne.

	Révisons la racine : **CÉPHAL(O) :**
céphalée	Mal de tête : …………………… .
encéphalographie	Radiographie de l'encéphale : …………………… .
électro-encéphalo-gramme	Tracé reproduisant le faible courant électrique émis par les cellules cérébrales : …………………… .
céphalo-rachidien	Liquide qui protège l'encéphale et la moelle épinière : liquide …………………… .

	Nous avons étudié le mot : OTO-RHINO-LARYNGOLOGISTE.
	Rappelez le sens des racines :
oreille	*a*) **OT(O)** : …………………… .
nez	*b*) **RHIN(O)** : …………………… .
larynx	*c*) **LARYNG(O)** : …………………… .

Le PHARYNX est un carrefour entre les fosses nasales, la bouche, le larynx et l'œsophage.

Le RHINO-PHARYNX :
Racines : **RHIN(O)** **:** nez.
PHARYNX
est l'arrière-cavité des fosses nasales, ou étage supérieur du pharynx.

Comment s'appelle l'inflammation de la muqueuse du nez ?

rhinite R...

Comment s'appelle l'inflammation du rhino-pharynx?

rhino-pharyngite ....

Rappelez le nom du médecin spécialiste des maladies des oreilles, du nez, du larynx.

oto-rhino-laryngo-logiste L'...

SPONDYL(O) : vertèbre

---

spondylite

La racine **SPONDYL(O)** signifiant : VERTÈBRE, comment désigne-t-on l'inflammation d'une *vertèbre?*
Une ....

---

arthrite

L'inflammation d'une *articulation* se dit :
....

vertèbre
articulation

Racines : **SPONDYL(O)** : ....
ARTHR(O) : ....
ITE : inflammation.

L'inflammation des vertèbres et des disques intervertébraux (le disque intervertébral joue un rôle dans *l'articulation* entre deux vertèbres) est une : SPONDYLARTHRITE.

---

spondylarthrite

Quand cette inflammation des vertèbres et des disques intervertébraux aboutit à l'ankylose de la colonne vertébrale, on est en présence d'une .... ankylosante.

---

colonne vertébrale
vertèbre

Deux racines sont donc à rapprocher :
RACHI(O) ou **RACHID(O)** : ....
....
SPONDYL(O) : ....

HYDRO : eau

---

hydrocéphalie

Nous avons vu, dans cette leçon, que l'accumulation de liquide céphalo-rachidien, dans la cavité crânienne, est une ....

---

hydrothorax

La même racine **HYDRO** se retrouve dans le mot HYDROTHORAX.
L'h.............................. est un épanchement de liquide entre les 2 feuillets de la plèvre.

---

hydrothorax
céphalo-rachidien
hydrocéphalie

Nous avons rencontré la même racine **HYDRO** dans les mots :

HYDROLYSE
HYDRONÉPHROSE
HYDROPHILE

A cette liste, nous pouvons donc ajouter deux mots :
Épanchement de liquide entre les deux feuillets de la plèvre : ....
Accumulation de liquide c.............................. r..............................
dans la cavité crânienne. : ....

---

thorax

HYDROTHORAX veut dire épanchement d'eau entre les deux feuillets de la plèvre. S'il s'agit d'un épanchement de pus, il sera désigné par le mot : PYO- ....

---

pyothorax

Racines : **PYO** : pus.
THORAX : poitrine.
Un épanchement de *pus* entre les deux feuillets de la plèvre est un ....

---

pus

La racine **PYO** signifie ....
On la trouve dans les mots : PYOGÈNE, PYORRHÉE, PYOSALPINX.

---

hydro
pyo

Entre les deux feuillets de la plèvre, on peut donc trouver :
de l'eau : .... thorax
du pus : .... thorax.

---

hémo

Si l'on trouve de l'air, on parle de PNEUMOTHORAX.
Si l'on trouve du *sang*, on parle d' .... thorax.

---

hydrothorax
pyothorax
pneumothorax
hémothorax

Eau : ....
Pus : ....
Air : ....
Sang : ....

THÉRAPIE : emploi thérapeutique de

Passons à une racine mise en fin de mot : **THÉRAPIE.**

Racines : **OPO** : suc

THÉRAPIE : emploi thérapeutique de.

L'OPOTHÉRAPIE est l'emploi thérapeutique des glandes endocrines extraites des animaux de boucherie.

---

opothérapie

Dans l'..................., les glandes extraites d'animaux sont utilisées soit sous forme de *sucs*, soit sous forme d'une poudre provenant des glandes desséchées.

---

suc
emploi thérapeutique de

OPO : ....
THÉRAPIE : ....

---

thérapie

L'emploi thérapeutique du radium (qui a été découvert par Pierre et Marie CURIE) est la **CURIE**...................

---

thérapie

L'emploi thérapeutique des rayons X (**RADI(O)** : rayon) est la **RADIO**...................

---

curiethérapie
radiothérapie

Emploi thérapeutique du radium : ....
Emploi thérapeutique des rayons X : ....

---

l'emploi thérapeutique du mouvement

Vous vous souvenez sans doute de la racine **KINÉS(O)** ou **KINÉT(O)** (comme dans les mots DYSKINÉSIE, CHOLÉCYSTOKINÉTIQUE).

Qu'est-ce que la KINÉSITHÉRAPIE?

L'................... ....
du ....

---

antibiothérapie

L'emploi thérapeutique des **antibiotiques** sera appelé : ....

---

hormonothérapie

L'emploi thérapeutique des **hormones** s'appelle : ....

---

opothérapie

L'emploi thérapeutique des **glandes** extraites d'animaux s'appelle : ....

Racines : **SISM(O)** : secousse
THÉRAPIE : emploi thérapeutique de.

La SISMOTHÉRAPIE est l'emploi thérapeutique de décharges électriques pour provoquer chez le malade une crise d'épilepsie.

Associez lettres et chiffres (écrivez votre réponse).

EMPLOI THÉRAPEUTIQUE DE

1 G	1. Opothérapie	A. Mouvement
2 E	2. Thalassothérapie	B. Hormones cortico-surrénales
3 A	3. Kinésithérapie	C. Antibiotiques
4 H	4. Curiethérapie	D. Rayons X
5 C	5. Antibiothérapie	E. Bains de mer
6 D	6. Radiothérapie	F. Décharges électriques (crises d'épilepsie)
7 F	7. Sismothérapie	G. Glandes endocrines d'animaux
8 B	8. Corticothérapie	H. Radium

---

emploi thérapeutique de

Rappelez le sens de la racine **THÉRAPIE :** ....

Retrouvez les mots :

Emploi thérapeutique des :

opothérapie	Glandes d'animaux	: ....
thalassothérapie	Bains de mer	: ....
kinésithérapie	Mouvements	: ....
curiethérapie	Radium	: ....
antibiothérapie	Antibiotiques	: ....
radiothérapie	Rayons X	: ....,

CERVIC(O) : cou ou col

---

cervicite

Voyons maintenant la racine **CERVIC(O).**
Comment s'appelle l'inflammation du col de l'utérus?
....

---

cervicales

CERVIX veut dire : COU ou COL.
Les vertèbres du cou sont appelées vertèbres ....

---

cervicales

Une CERVICARTHROSE est une arthrose des vertèbres c............................... (Une arthrose est une affection dégénérative des articulations.)

---

cou

Une CERVICALGIE est une douleur située au niveau du ....

---

cou

Une ADÉNOPATHIE CERVICALE est une augmentation de volume des ganglions lymphatiques **(ADÉN(O))** du ....

---

cervicarthrose
adénopathie cervicale
cervicalgie
cervicite

Révisons :
Arthrose du cou : ....
Adénopathie des ganglions du cou : ....
....
Douleur au niveau du cou : ....
Inflammation du col de l'utérus : ....

---

col ou cou

Racine **CERVIC(O) :** ....

VAS(O) : vaisseau
VASCUL(O) : vaisseau
ANGI(O) : vaisseau

La racine **VAS(O)** signifie : vaisseau.
La VASO-MOTRICITÉ est l'ensemble des phénomènes qui commandent la variation du calibre des vaisseaux.

---

dilatation

Les vaisseaux peuvent se dilater ou se contracter.
Dans le premier cas, il y a VASO..............................
Dans le deuxième cas, il y a VASO-CONSTRICTION.

---

vaso-motricité
vaso-constriction
vaso-dilatation

Ensemble des phénomènes qui commandent la variation du calibre des vaisseaux : ....
diminution du calibre des vaisseaux : ....
augmentation du calibre des vaisseaux : ....

---

vaso-dilatation

Un VASO-DILATATEUR provoque une ....

---

vaisseau

VASO constriction
VASO dilatation
VASO motricité
Que signifie la racine VASO ?
....

---

vaisseaux

Nous avons dit, il y a quelque temps, qu'un analeptique cardio-**vasculaire** est un médicament qui stimule le sympathique qui agit sur le cœur et les ....

---

vaisseau

Donc, **VASCUL(O)** est une racine qui signifie également .... (cardio-vasculaire).

Quelles sont les deux racines qui signifient vaisseau?

vas(o) a) ....

vascul(o) b) ....

Qu'est-ce qu'une ANGIOCARDIOGRAPHIE?

radiographie des ....

vaisseaux du cœur ....

ANGIO cardiographie
ANGIO graphie
ANGI ome

Que signifie la racine ANGIO?

vaisseau ....

Trois racines indiquent donc qu'il s'agit de vaisseau

vas(o) a) ....

vascul(o) b) ....

angi(o) c) ....

RÉVISIONS

Les globules rouges du sang s'appellent : HÉMATIES. Vous souvenez-vous de l'autre nom qui leur a été donné?

érythrocyte é..............................

De même, la fabrication des globules du sang s'appelle HÉMATOPOÏÈSE. Vous souvenez-vous du nom donné à la fabrication des globules *rouges* du sang?

érythropoïèse L'..............................

Toute *rougeur* de la peau s'appelle un :

érythème é..............................

ÉRYTHRO cyte
ÉRYTHRO poïèse
ÉRYTH ème

Que signifie la racine ÉRYTH(O) ou ÉRYTHR(O) ?

rouge ....

Dans ACROCYANOSE que signifie la racine **CYANO?** .... *bleu*

Dans ÉRYTHROPOÏÈSE que signifie la racine **ÉRYTHRO?** .... *rouge*

Dans POLIOMYÉLITE que signifie la racine **POLIO?** .... *gris*

MELENO (ou **MELAENO**) signifie, en grec : NOIR.
Le MÉLAENA est une évacuation de sang noir par l'anus.

MÉLAENA est le seul mot que nous étudierons avec cette racine. Rappelez-vous qu'il signifie : écoulement de sang .... par l'anus. *noir*

Les globules blancs s'appellent :
..................................cytes. *leuco*

La LEUCÉMIE, c'est la prolifération anormale et maligne de .... eux-mêmes anormaux. *leucocytes*

LEUC émie
LEUCO cytes
LEUCO rrhée

Que signifie la racine LEUCO ?

blanc ....

Associez chiffres et lettres.

A 4	A. Érythro	1. Bleu
B 3	B. Leuco	2. Noir
C 5	C. Polio	3. Blanc
D 1	D. Cyano	4. Rouge
E 2	E. Mélaena	5. Gris

Retrouvez les racines :

a) *érythro*	*a*) rouge : ....
b) *leuco*	*b*) blanc : ....
c) *polio*	*c*) gris : ....
d) *cyano*	*d*) bleu : ....
e) *mélaeno*	*e*) noir : ....

---

mal de tête

Qu'est-ce qu'une CÉPHALÉE?

Un ....

---

a) *cervic(o)*

b) *hyster(o) métr(o)*

c) *cervic(o)*

a) Quelle est la racine indiquant qu'il s'agit du cou?

....

b) Quelles sont les racines indiquant qu'il s'agit de l'utérus?

....

c) Quelle est la racine indiquant qu'il s'agit du col de l'utérus?

....

---

mélaena

acromégalie

L'évacuation de sang noir par l'anus s'appelle :

....

Un développement excessif des os de la face et de l'extrémité des membres s'appelle :

....

---

radiographie de l'encéphale	L'ENCÉPHALOGRAPHIE, c'est la .... de l'.................... .

---

l'électro-encéphalogramme	Comment s'appelle le tracé reproduisant le faible courant électrique émis par les cellules cérébrales? ....

EXERCICES de la 12e LEÇON

1) Les valvules du cœur qui sont situées à l'orifice de l'aorte et de l'artère pulmonaire sont les valvules.

Tricuspide	⟶	1
Sigmoïde	⟶	2
Mitrale	⟶	3

---

2) La cellule sexuelle mâle s'appelle :

Sperme	⟶	1
Testicule	⟶	2
Spermatozoïde	⟶	3
Chéloïde	⟶	4

---

3) Un mal de tête s'appelle :

Migraine	⟶	1
Encéphalite	⟶	2
Céphalée	⟶	3
Névrite	⟶	4

---

4) Une radiographie de l'encéphale s'appelle :

Électro-encéphalographie	⟶	1
Encéphalographie	⟶	2
Électro-encéphalogramme	⟶	3

---

5) L'électro-encéphalogramme est :

— le tracé reproduisant le faible courant électrique émis par les cellules cérébrales
⟶ 1

— l'examen qui consiste à enregistrer le faible courant électrique émis par les cellules cérébrales et sa reproduction graphique après amplification
⟶ 2

---

6) Une accumulation du liquide céphalo-rachidien dans la cavité crânienne s'appelle :

Encéphalite ⟶ 1
Acromégalie ⟶ 2
Hydrocéphalie ⟶ 3

---

7) L'arrière-cavité des fosses nasales s'appelle :

Larynx ⟶ 1
Épiglotte ⟶ 2
Pharynx ⟶ 3
Rhino-pharynx ⟶ 4

---

8) Une inflammation des vertèbres s'appelle :

Arthrite ⟶ 1
Spondylite ⟶ 2
Spondylarthrite ⟶ 3
Discite ⟶ 4

---

9) Un épanchement de liquide clair entre les deux feuillets de la plèvre s'appelle :

Pneumothorax ⟶ 1
Hydrothorax ⟶ 2
Hémothorax ⟶ 3
Hémopneumothorax ⟶ 4

---

10) Un épanchement de pus entre les deux feuillets de la plèvre s'appelle :

Hémopneumothorax ⟶ 1
Hémothorax ⟶ 2
Pyothorax ⟶ 3
Pyopneumothorax ⟶ 4

---

11) La présence d'air entre les deux feuillets de la plèvre s'appelle :

Hémothorax ⟶ 1
Hydrothorax ⟶ 2
Pneumothorax ⟶ 3

---

12) L'emploi thérapeutique des glandes endocrines extraites d'animaux de boucherie s'appelle :

Corticothérapie ⟶ 1
Hormonothérapie ⟶ 2
Opothérapie ⟶ 3
Curiethérapie ⟶ 4

---

13) L'emploi thérapeutique du radium s'appelle :

Sismothérapie ⟶ 1
Radiothérapie ⟶ 2
Curiethérapie ⟶ 3
Corticothérapie ⟶ 4

---

14) L'emploi thérapeutique des rayons X s'appelle :

Sismothérapie ⟶ 1
Thalassothérapie ⟶ 2
Radiothérapie ⟶ 3
Curiethérapie ⟶ 4

---

15) L'emploi thérapeutique de décharges électriques pour provoquer chez le malade une crise d'épilepsie (mode de traitement utilisé dans certaines maladies mentales) s'appelle :

Thalassothérapie ⟶ 1
Psychothérapie ⟶ 2
Sismothérapie ⟶ 3
Kinésithérapie ⟶ 4

---

16) Associez lettres et chiffres. (Écrivez votre réponse.)

1. Opothérapie	A. Mouvements
2. Thalassothérapie	B. Hormones cortico-surrénales
3. Kinésithérapie	C. Antibiotiques
4. Curiethérapie	D. Rayons X
5. Antibiothérapie	E. Bains de mer
6. Radiothérapie	F. Crises d'épilepsie
7. Sismothérapie	G. Glandes endocrines
8. Corticothérapie	H. Radium

---

17) « Qui a rapport à la région du cou » se dit :

Cérébral ⟶ 1
Cérébelleux ⟶ 2
Cervical ⟶ 3

---

18) Une affection dégénérative des vertèbres cervicales s'appelle :

Cervicite ⟶ 1
Cervicalgie ⟶ 2
Cervicarthrose ⟶ 3
Spondylarthrite ⟶ 4

---

19) Une inflammation du col de l'utérus s'appelle :

Métrite ⟶ 1
Salpingite ⟶ 2
Corvicito ⟶ 3
Colite ⟶ 4

---

20) Une douleur située au niveau du cou s'appelle une :

Cervicarthrose ⟶ 1
Cervicalgie ⟶ 2
Adénopathie cervicale ⟶ 3
Cervicite ⟶ 4

---

21) La variation de calibre des vaisseaux s'appelle :

Vaso-constriction	⟶	1
Vaso-dilatation	⟶	2
Vaso-motricité	⟶	3
Ischémie	⟶	4

---

22) Une évacuation de sang noir par l'anus s'appelle :

Épistaxis	⟶	1
Hémorragie	⟶	2
Mélaena	⟶	3
Métrorragie	⟶	4
Leucorrhée	⟶	5

LISTE DES MOTS ÉTUDIÉS OU RÉVISÉS DANS LA LEÇON XII
(par ordre alphabétique)

ACROMÉGALIE
ADÉNITE
ADÉNOÏDE
ADÉNOPATHIE CERVICALE
ANALEPTIQUE CARDIO-VASCULAIRE
ANGIOCARDIOGRAPHIE
ANGIOME
ANTIBIOTHÉRAPIE
ARTHRITE

CÉPHALÉE
CÉPHALO-RACHIDIEN
CERVICAL
CERVICALGIE
CERVICARTHROSE
CERVICITE
CORTICOTHÉRAPIE
CURIETHÉRAPIE

ÉLECTRO-ENCÉPHALOGRAMME
ÉLECTRO-ENCÉPHALOGRAPHIE
ENCÉPHALE
ENCÉPHALOGRAPHIE
ÉRYTHROCYTE
ÉRYTHROPOÏÈSE

HÉMOTHORAX
HORMONOTHÉRAPIE
HYDROCÉPHALIE
HYDROLYSE
HYDRONÉPHROSE
HYDROPHILE
HYDROTHORAX
KINÉSITHÉRAPIE

LEUCÉMIE
LEUCOCYTES
LEUCORRHÉE
LYMPHOÏDE

MÉLAENA
MOELLE ÉPINIÈRE
OPOTHÉRAPIE
OTO-RHINO-LARYNGOLOGISTE

PHARYNX
PNEUMOTHORAX
PYOTHORAX

RACHIDIEN
RACHIS
RADIOTHÉRAPIE
RHINITE
RHINO-PHARYNGITE
RHINO-PHARYNX

SISMOTHÉRAPIE
SPERMATOZOÏDE
SPONDYLARTHRITE
SPONDYLITE

THALASSOTHÉRAPIE
THÉRAPIE
TYPHOÏDE

VALVULE SIGMOÏDE
VASO-CONSTRICTION
VASO-DILATATION
VASO-MOTRICITÉ

LEÇON XIII

RÉVISION DES PRÉFIXES ET SUFFIXES ÉTUDIÉS PRÉCISANT LA VITESSE, LA COULEUR, LA DIMENSION, LA FORME :

PRÉFIXES exprimant l'idée de :

— Manque, négation ou d'opposition.
— Position (espace et temps).
— Nombre, quantité, une gamme de possibilités.
— Difficulté.
— Bon, bien.
— Différence, ressemblance ou égalité.

RACINES précisant la :

— Vitesse ou lenteur.
— Couleur.
— Dimension, forme.

Nous allons maintenant faire une révision systématique de ce que nous avons appris en ajoutant quelques nouvelles connaissances et en prenant l'habitude de « jongler » avec les racines.

Puisque la plupart des mots et racines sont déjà connus, nous irons plus vite et nous présenterons les exercices suivants sous forme de tableau pour donner une vue d'ensemble.

PRÉFIXES EXPRIMANT L'IDÉE DE MANQUE, DE NÉGATION OU D'OPPOSITION

Retrouvez les mots correspondant aux définitions.

A. ***AN****urie*	A. **Absence** de sécrétion d'urine.
B. ***A****phonie*	B. **Perte** de la voix.
C. ***A****phasie*	C. Perte du langage.
D. ***AN****oxie*	D. Diminution de la quantité d'oxygène.
E. ***AN****oxémie*	E. Diminution de l'oxygène du sang.
F. ***AN****émie*	F. Manque de globules rouges.
G. ***AN****esthésique*	G. Médicament provoquant la disparition de la sensibilité.
H. ***ANTI****biotique*	H. Qui lutte **contre** la vie des microbes.
I. ***A****sthénie*	I. Manque de force.

Comment s'appelle :

IN*compatibilité sanguine*	1. L'impossibilité pour deux sangs (celui du donneur et du receveur) d'être mélangés?
IN*compatibilité médicamenteuse*	2. L'impossibilité, pour deux médicaments, d'être administrés ensemble?

Quel mot désigne :

anatoxine	1. Une toxine à laquelle on a, par traitement, enlevé sa virulence?
antitoxine	2. Une substance que produit l'organisme pour se défendre contre une toxine?

Le préfixe **ANA** a plusieurs significations :

Associez chiffres et lettres :

1 C	1. Renouveau	A. Anastomose
2 A	2. Avec	B. Anatoxine
3 B et D	3. Contraire de	C. Analeptique
		D. Anaphylaxie

	Donnez un exemple de mot dans lequel le préfixe **ANA** a le sens de :
analeptique	1. Renouveau
anastomose	2. Avec
anaphylaxie anatoxine	3. Contraire de

PRÉFIXES EXPRIMANT LA POSITION DANS L'ESPACE ET DANS LE TEMPS

	Retrouvez les mots dont la définition est donnée ci-dessous :
*1. **IN**vagination*	1. L'introduction d'une portion d'intestin **dans** la portion qui lui fait suite.
*2. **INTRA**dermique*	2. Injection d'un liquide *dans* l'épaisseur du derme : injection ....
*3. **ÉN**anthème*	3. Taches rouges que l'on observe sur les muqueuses (*à l'intérieur* du corps).
4. encéphale	4. Partie du système nerveux contenue *dans* la cavité crânienne.
*5. **ENDO**thélium*	5. Couche de cellules plates qui tapisse *intérieurement* les vaisseaux et le tube digestif.
6. endocrine	6. Glande qui rejette dans le milieu *intérieur* (le sang) le produit de sa sécrétion : glande ....

	Retrouvez les mots correspondant aux définitions ci-dessous :
endocrine	1. Glande qui rejette dans le milieu intérieur (le sang) le produit de sa sécrétion : glande ....
énanthème	2. Taches rouges que l'on observe sur les muqueuses (à l'intérieur du corps).
intradermique	3. Injection d'un liquide dans l'épaisseur du derme : injection ....
endothélium	4. Couche de cellules plates qui tapisse intérieurement les vaisseaux et le tube digestif.
encéphale	5. Partie du système nerveux contenue dans la cavité crânienne.
invagination	6. L'introduction d'une portion d'intestin dans la partie qui lui fait suite.

	A partir des définitions et des mots précédents, vous devez retrouver les préfixes qui indiquent une notion de position : *dans, à l'intérieur de:*
intra	1. i.................. .
en	2. e.................. .
in	3. i.................. .
endo (ordre indifférent)	4. e.................. .

	Quels mots correspondent aux définitions suivantes :
endoveine	1. Tunique la plus interne de la veine?
endartère	2. Tunique la plus interne de l'artère?
endocarde	3. Tunique interne du cœur?
endomètre	4. Tunique tapissant l'intérieur de l'utérus?
endothélium	5. Couche de cellules plates qui tapisse intérieurement les vaisseaux et le tube digestif?

	Comment appelle-t-on :
énanthème	1. Des taches rouges, plus ou moins étendues, que l'on observe sur les muqueuses dans un grand nombre de maladies?
EX*anthème*	2. Une éruption de taches rouges sur la peau?

	Comment qualifie-t-on :
endocrine	*a*) Une glande qui rejette dans le milieu intérieur (le sang) le produit de sa sécrétion?
EX*ocrine*	*b*) Une glande qui rejette le produit de sa sécrétion hors du milieu intérieur, c'est-à-dire à la surface de la peau ou dans le tube digestif et ce, à l'aide d'un canal excréteur?

	Retrouvez les mots correspondant aux définitions ci-dessous :
1. ***EX****ostose*	1. Saillie anormale sur un os.
2. ***EX****ophtalmie*	2. Saillie anormale des yeux.
3. ***EXTRA****-utérine*	3. Grossesse en dehors de l'utérus, grossesse ....
4. ***EC****topie*	4. Situation anormale d'un organe.

	Retrouvez les mots correspondant aux définitions ci-dessous :
ectopie	A. Situation anormale d'un organe?
extra-utérine	B. Grossesse en dehors de l'utérus?
exostose	C. Saillie anormale sur un os?
exophtalmie	D. Saillie anormale des yeux?

Comment appelle-t-on :

exostose — 1. La saillie anormale sur un os?

apophyse — 2. Une excroissance naturelle de la surface d'un os?

Retrouvez les préfixes révisés qui signifient : **en dehors de,** en donnant un exemple :

EX : *exanthème* — 1. E..............................

EC : *ectopie* — 2. E..............................

EXTRA : *extra-utérine* — 3. E..............................

Une avancée anormale, un abaissement d'un organe (rectum, utérus) ou d'une partie de cet organe s'appelle un **pro**lapsus.
Dans ce mot, le préfixe PRO a le sens de : **en avant** (dans l'espace).

---

1. Un signe avant-coureur d'une maladie est un **pro**drome (pro : avant; drome, du grec dromos : course).
2. Prévoir l'issue probable d'une maladie et les différentes péripéties possibles, c'est faire un **pro**nostic.

Dans ces deux mots : PRO a le sens de : **avant** (dans le temps).

Nous connaissons donc déjà deux sens du préfixe **PRO :**

en avant (dans l'espace) — 1. .... (comme dans **pro**lapsus).

avant (dans le temps) — 2. .... (comme dans **pro**nostic).

La **pro**thèse est la partie de la chirurgie qui remplace un organe ou un membre par un appareil (**pro :** au lieu de; thèse : je place).
Nous voici devant un troisième sens du préfixe PRO : **au lieu de, à la place de.**

Rappelons les trois sens du préfixe **PRO :**

en avant (dans l'espace) — 1. ....

avant (dans le temps) — 2. ....

au lieu de — 3. ....

Un vaccin déposé sur l'épiderme s'introduit **à travers** la peau par les petites piqûres qu'on y a faites. On parle de vaccination **per**cutanée (racine cut(o) : peau).
L'administration d'un médicament par la bouche est dite : **per** os (en abrégé : p.o.) (os : bouche).

à travers

Dans les deux exemples ci-dessus, le sens du préfixe **PER** est ....

à travers

Le **dia**phragme est la membrane qui se trouve *au travers* du corps (entre la poitrine et l'abdomen) et qui aide à la respiration.
Voici donc un second préfixe ayant le même sens que **PER : DIA.**
Per et dia signifient : ....

Rappelez les trois sens du préfixe **PRO.**

en avant (dans l'espace) — 1. ....

avant (dans le temps) — 2. ....

au lieu de — 3. ....

Quels sont les deux préfixes signifiant : **à travers.**

per — 1. ....

dia — 2. ....

L'espace qui se trouve entre les deux poumons est le **média**stin.
Le préfixe **MÉDIA** signifie : *au milieu de.*

Le liquide (ou le tissu) **inter**stitiel se trouve **entre** les capillaires sanguins et entre les cellules.
Une névralgie siégeant sur le trajet d'un des 12 nerfs qui passent **entre** les côtes est dite : **inter**costale.
Le sens du préfixe **INTER** est : entre.

Quels préfixes signifient :

média — *a*) au milieu de?

inter — *b*) entre?

Un SYNDROME (drome : course) est, mot-à-mot, un ensemble de symptômes qui vont **ensemble,** qui sont habituellement réunis.
Le préfixe **SYN ou (SYM)** signifie : **ensemble, avec.**

Une maladie que l'on a dès la naissance est dite : **con**génitale (con : avec; genitus : né).
CON ou (COM) signifie également : **ensemble, avec.**

Quels préfixes ont le sens de : **ensemble, avec ?**

syn (ou sym) — 1. ....

con (ou com) — 2. ....

La période **pré**menstruelle est celle qui **précède** les règles.
Le préfixe **PRÉ** signifie : **avant** (dans le temps).

Par quels préfixes indique-t-on les idées de :

pro et pré — en avant (dans l'espace) et en avant (dans le temps)?

Révisons maintenant ces différents préfixes et d'autres déjà connus. Quel est le sens du préfixe dans les mots suivants :

Pro : en avant	Prolapsus
ÉPI : *sur*	Épiderme
Média : au milieu	Médiastin
Ec : en dehors de	Ectopie
Inter : entre	Interstitiel
SUB : *en-dessous*	Sub-lingual
Per : à travers	Per os
Dia : à travers	Diaphragme
Extra : en dehors de	Extra-utérin
Pro : avant (dans le temps)	Prodrome
Pro : à la place de	Prothèse
Pré : avant (dans le temps)	Prémenstruel
PÉRI : *autour de*	Péricarde
Syn : avec	Syndrome
Per : à travers	Percutané
Con : avec	Congénital
Pro : avant (dans le temps)	Pronostic
HYPO : *en-dessous*	Hypophyse

Trouvez les mots correspondant aux définitions ci-dessous :

épigastre	Épi..................................	Partie *supérieure* — médiane du ventre.
sublingual	Sub..................................	*Sous* la langue (adjectif).
prolapsus	Pro..................................	*Avancée* anormale, abaissement d'un organe.
prémenstruel	Pré..................................	Qui *précède* les règles.
médiastin	Média..................................	Espace qui se trouve *au milieu,* entre les deux poumons.
percutané	Per..................................	Qui se produit *à travers* la peau (une vaccination).
péricarde	Péri..................................	Séreuse qui *entoure* le cœur.
congénital	Con..................................	Qu'on a à la naissance.
hypophyse	Hypo..................................	Glande endocrine située à la partie *inférieure* du cerveau avec lequel elle communique par la tige pituitaire.

Comment appelle-t-on :

pronostic

1. Le fait, pour le médecin, de prévoir l'issue probable de la maladie et les différentes péripéties possibles.

diagnostic

2. Le fait, pour le médecin, de grouper les symptômes qu'offre un malade et de les rattacher par analogies et dissemblances à une maladie déterminée.

Quel est le sens du préfixe dans la liste suivante :

Pro : en avant (dans le temps) en avant (dans l'espace) au lieu de	Pro (3 sens)
Épi : sur	Épi
Péri : autour	Péri
Média : au milieu	Média
Ex — Ec : en dehors de	Ex — Ec
Sub : au-dessous	Sub
Extra : en dehors de	Extra
Inter : entre	Inter
Dia : à travers	Dia
Per : à travers	Per
Com — Con : avec	Com — Con
Hypo : sous	Hypo.

Nous avons vu que le préfixe **PARA** a plusieurs sens.

Associez lettres et chiffres, c'est-à-dire chaque mot avec le sens correspondant du préfixe.

A 5	A. Parotide	1. **Presque**
B 6	B. Parasympathique	2. **A travers**
C 4	C. Parentérale	3. **Défectuosité**
D 1	D. Paratyphoïde	4. **En dehors de**
E 3	E. Paralysie	5. **A côté**
F 2	F. Paracentèse	6. **Opposé**

Trouvez les mots correspondant aux définitions ci-dessous :

paratyphoïde — A. Maladie infectieuse (c'est-à-dire causée par un microbe nuisible) voisine de la fièvre typhoïde.

parathyroïdes — B. Petites glandes endocrines (généralement au nombre de quatre) placées auprès de la thyroïde (autre glande endocrine).

parasympathique — C. Système nerveux, antagoniste du sympathique, qui régularise, indépendamment de notre volonté, les mouvements de nos organes.

parentérale — D. Voie d'absorption d'un médicament, en dehors du tube digestif.

paralysie — E. Diminution ou abolition de la motricité (de la faculté de mouvement).

paracentèse — F. Ouverture pratiquée dans une partie du corps, pour évacuer une collection liquide.

PRÉFIXES EXPRIMANT DES NOMBRES, DES QUANTITÉS.

Quel est le sens des préfixes compris dans les mots suivants :

hémi : moitié	Hémiplégie
mono : un seul	Mononucléaire
tri : trois	Tricuspide
hypo : diminution	Hypotension
tétra : quatre	Tétraplégie
oligo : peu	Oligo-éléments
poly : plusieurs	Polyarthrite
pollaki : souvent	Pollakiurie
poly : beaucoup	Polyphagie
hyper : excès	Hyperglycémie

Quel est le sens des préfixes suivants :

mono : un seul	**Mono**
tétra : quatre	**Tétra**
hypo : au-dessous diminution	**Hypo**
hyper : excès	**Hyper**
hémi : moitié	**Hémi**
pollaki : souvent	**Pollaki**
oligo : peu	**Oligo**
tri : trois	**Tri**
poly : plusieurs beaucoup	**Poly**

Quels sont les préfixes qui ont le sens suivant :

tri	**Trois**
hypo et sub	**Au-dessous**
poly	**Plusieurs, beaucoup**
hémi	**Moitié**
pollaki	**Souvent**
hypo	**Diminution**
mono	**Un seul**
oligo	**Peu**
tétra	**Quatre**
hyper	**Excès**

---

1. La diminution notable de volume d'un organe s'appelle?

atrophie ....

2. L'augmentation notable de volume d'un organe, d'un tissu, s'appelle?

hypertrophie ....

Indiquez les mots dans lesquels POLY signifie : *beaucoup* et ceux dans lesquels il signifie : *plusieurs* (en juxtaposant).

A 1	A. Polyurie	1. Beaucoup
B 2	B. Polynucléaire	
C 2	C. Polyarthrite	
D 1	D. Polyphagie	
E 1	E. Polypnée	2. Plusieurs

Indiquez, en associant lettres et chiffres, les mots dans lesquels HYPO signifie : *au-dessous* et ceux dans lesquels il indique une *diminution*.

A 1	A. Hypocondre	1. Au-dessous (localisation)
B 2	B. Hypotension	
C 1	C. Hypogastre	
D 2	D. Hypoglycémiant	
E 1	E. Hypoderme	
F 1	F. Hypophyse	2. Diminution

Retrouvez les mots correspondant aux définitions ci-dessous :

1. Quantité excessive d'acide urique dans le sang?

hyperuricémie ....

2. Quantité exagérée de sucre dans le sang?

hyperglycémie ....

3. Taux anormalement élevé d'urée dans le sang?

hyperazotémie ....

4. Formation anormalement élevée de cellules (qui, elles, ne sont pas forcément anormales)?

hyperplasie ....

5. Élévation exagérée de la pression sanguine?

hypertension ....

6. Augmentation notable de volume d'un organe, d'un tissu? ....

hypertrophie

Quels mots correspondent à ces définitions :

1. Substance qui diminue le taux de sucre dans le sang? ....

hypoglycémiant

2. Insuffisance de la pression du sang qui circule dans les vaisseaux?
....

hypotension

3. Les deux régions de l'abdomen situées sous les fausses côtes?
....

hypocondres

4. Partie inférieure — médiane du ventre?
....

hypogastre

5. Glande endocrine située à la partie inférieure du cerveau avec lequel elle communique par la tige pituitaire? ....

hypophyse

6. Partie la plus profonde des trois couches composant la peau (épiderme, derme, hypoderme)?
....

hypoderme

Retrouvez les mots correspondant aux définitions ci-dessous :

A. - Inflammation frappant simultanément plusieurs articulations?
Poly..........

polyarthrite

B. Cellule à un seul noyau?
Mono..........

mononucléaire

C. Insuffisance de la pression du sang qui circule dans les vaisseaux?
Hypo..........

hypotension

D. Besoin de manger beaucoup?
Poly..........

polyphagie

E. Quantité exagérée de sucre dans le sang?
Hyper..........

hyperglycémie

F. Paralysie des quatre membres et du tronc?
Tétra..........

tétraplégie

G. Fréquence exagérée des envies d'uriner?
Pollaki..........

pollakiurie

H. Substances nécessaires, en très petite quantité, au fonctionnement de l'organisme?
Oligo..........

oligo-éléments

I. A trois pointes?
Tri..........

tricuspide

J. Paralysie frappant la moitié droite ou gauche du corps?
Hémi..........

hémiplégie

PRÉFIXE INDIQUANT UNE IDÉE DE DIFFICULTÉ : DYS

Cherchez l'action ou la fonction devenue difficile (en vous aidant éventuellement de la liste en bas de l'item).

digestion	**DYS**pepsie
respiration	**DYS**pnée
avaler	**DYS**phagie
règles	**DYS**ménorrhée
uriner	**DYS**urie
accouchement	**DYS**tocie
mouvements	**DYS**kinésie

(avaler, uriner, accouchement, respiration, mouvements, digestion, règles).

Quel mot indique la **difficulté** de :

dyspepsie	1. Digérer?
dystocie	2. Accoucher?
dysphagie	3. Avaler?
dyspnée	4. Respirer?
dyskinésie	5. Mouvements?
dysménorrhée	6. Règles?

PRÉFIXES EXPRIMANT L'IDÉE DE BON, BIEN : EU

Associez chiffres et lettres :

1. D	1. **EU**phorie	A. Digestion normale
2. C	2. **EU**tocique	B. Substance facilitant la digestion
3. E	3. **EU**phorisant	C. Substance facilitant l'accouchement normal
4. A	4. **EU**pepsie	D. Sensation de bien-être
5. B	5. **EU**peptique.	E. Substance donnant une sensation de bien-être, de satisfaction.

Retrouvez les mots correspondant aux définitions :

1. Sensation de bien-être?
   ………………………….
   euphorie
2. Digestion normale?
   ………………………….
   eupepsie
3. Substance donnant une sensation de bien-être, de satisfaction?
   ………………………….
   euphorisant
4. Substance facilitant l'accouchement ?
   ………………………….
   eutocique
5. Substance facilitant la digestion?
   ………………………….
   eupeptique

PRÉFIXES EXPRIMANT LA DIFFÉRENCE, LA RESSEMBLANCE OU L'ÉGALITÉ

Associez les préfixes et leur sens :

A 4	A. **HOMO**	1. **Semblable**
B 3	B. **HÉTÉRO**	2. **Du sujet lui-même**
C 1	C. **ISO**	3. **De nature différente**
D 2	D. **AUTO**	4. **De même nature**

Trouvez le mot correspondant à la définition :

1. Du même groupe sanguin?

isogroupe ....

2. Greffe dans laquelle le greffon est emprunté au sujet lui-même?

autogreffe ....

3. Formé d'éléments de nature différente?

hétérogène ....

4. Qui éprouve une affinité sexuelle pour les personnes de son sexe?

homosexuel ....

RACINES EXPRIMANT LA VITESSE OU LA LENTEUR

1. L'accélération du rythme des battements cardiaques s'appelle?

TACHY*cardie* ....

2. Le ralentissement du rythme des battements du cœur s'appelle?

BRADY*cardie* ....

RACINES EXPRIMANT LA COULEUR

Quel est le sens des préfixes ci-dessous?

gris	**POLIO**
blanc	**LEUCO**
noir	**MÉLÉNO**
rouge	**ÉRYTHRO**
bleu	**CYANO**

Retrouvez les mots correspondant aux définitions suivantes :

1. Évacuation de sang *noir* par l'anus?

   mélaena ....

2. État de la peau qui est *bleue*, par suite d'un manque d'oxygénation?

   cyanose ....

3. Globule *rouge?*

   érythrocyte ....

4. Inflammation de l'axe *gris* de la moelle épinière?

   poliomyélite ....

5. Écoulement d'un liquide *blanc* (pertes blanches) hors de l'appareil génital féminin, qui provient de l'exagération pathologique des sécrétions normales de cet appareil?

   leucorrhée ....

RACINES EXPRIMANT LA DIMENSION, LA FORME

Donnez à chaque préfixe son sens en associant lettres et chiffres.

A 4	A. **MACRO**	1. **Dilatation**
B 1	B. **MÉGA**	2. **Dur**
C 5	C. **DOLICHO**	3. **Petit**
D 3	D. **MICRO**	4. **Grand**
E 2	E. **SCLÉRO**	5. **Allongement**

Trouvez les mots correspondant aux définitions ci-dessous :

1. Uretère anormalement *dilatée?*

méga-uretère ....

2. *Allongement* d'une partie plus ou moins étendue du côlon?

dolichocôlon ....

3. Êtres unicellulaires *microscopiques* qui pullulent dans l'eau, l'air, la terre, notre corps, etc.?

microbes ....

4. *Durcissement* des artères?

artériosclérose ....

5. Suffisamment *grand* pour être examiné à l'œil nu?

macroscopique ....

Les suffixes **ULE, OLE, ET** ou **ETTE** signifient **PETIT.** Complétez les mots suivants à l'aide de l'un de ces **suffixes.**

fébricule	Fébric............................
clavicule	Clavic............................
artériole	Artéri............................
bassinet	Bassin............................
capsule	Caps............................
oreillette	Oreill............................
follicule	Follic............................
alvéole	Alvé............................
ovule	Ov............................
cervelet	Cervel............................
bronchiole	Bronchi............................
plaquette	Plaqu............................

Donnez son sens à chaque suffixe :

écoulement (souvent de sang)	**RRAGIE**
inflammation	**ITE**
écoulement	**RRHÉE**
douleur	**ALGIE**
maladie en général	**PATHIE**
tumeur	**OME**
état du sang	**ÉMIE**
état de l'urine	**URIE**

Retrouvez les suffixes correspondant aux sens ci-dessous :

rragie	1. **Écoulement (de sang, souvent)**
ome	2. **Tumeur**
pathie	3. **Maladie en général**
algie	4. **Douleur**
émie	5. **État du sang**
rrhée	6. **Écoulement**
urie	7. **État de l'urine**
ite	8. **Inflammation**

Ces suffixes se combinent avec des racines que nous avons déjà étudiées :

1. Hémorragie utérine (en dehors des règles) :
   ……………rragie. — *métrorragie*
2. Selles fréquentes, abondantes et liquides :
   ……………rrhée. — *diarrhée*
3. Inflammation de l'oreille :
   ……………ite. — *otite*
4. Douleur siégeant sur le trajet d'un nerf :
   ……………algie. — *névralgie*
5. Nom générique de toutes les affections du système musculaire :
   ……………pathie. — *myopathie*
6. Tumeur bénigne provenant de la prolifération du tissu adipeux :
   ……………ome. — *lipome*
7. Taux de potassium dans l'urine :
   ……………urie. — *kaliurie*
8. Taux anormalement élevé d'urée dans le sang :
   …………… émie. — *hyperazotémie*

Associez lettres et chiffres pour donner son sens à chaque suffixe :

A 5	A. **Paralysie**	1. **LYSE**
B 6	B. **Arrêt**	2. **SCLÉROSE**
C 4	C. **Formation**	3. **LYTIQUE**
D 2	D. **Durcissement**	4. **POÏÈSE — PLASIE**
E 1	E. **Dissociation**	5. **PLÉGIE**
F 3	F. **Qui décompose Qui détruit**	6. **STASE**

Quels suffixes expriment les idées suivantes :

1. Formation?
   poïèse ……………………….
2. Dissociation?
   lyse ……………………….
3. Paralysie?
   plégie ……………………….
4. Qui décompose, qui détruit?
   lytique ……………………….
5. Durcissement?
   sclérose ……………………….
6. Arrêt?
   stase ……………………….

Quel mot désigne :

1. Un médicament qui atténue ou supprime l'anxiété?
   anxiolytique — Un ……………………lytique.
2. Un médicament qui arrête une hémorragie?
   hémostatique — Un ……………………statique.
3. La formation de globules rouges?
   érythropoïèse — L'……………………poïèse.
4. L'affection de la paroi artérielle due à un dépôt de graisses dans la paroi, ce qui entraîne une réaction fibreuse et un durcissement?
   athérosclérose — L'……………………sclérose.
5. La décomposition de la fibrine?
   fibrinolyse — La ……………………lyse.
6. La paralysie des muscles de l'œil?
   ophtalmoplégie — L'…………………… plégie.
7. La formation de cellules nouvelles anormales?
   néoplasie — La ……………………plasie.

Donnez son sens à chaque suffixe :

qui aime	**PHILE**
étude de	**LOGIE**
obsession impulsive	**MANIE**
spécialiste de	**LOGUE**
qui a une affinité pour	**TROPE**
qui engendre	**GÈNE**
peur morbide	**PHOBIE**

Retrouvez les suffixes exprimant les idées ci-dessous :

logie	1. **Étude de**
manie	2. **Obsession, impulsion**
gène	3. **Qui engendre**
logue	4. **Spécialiste de**
trope	5. **Qui a une affinité pour**
phobie	6. **Peur morbide**
phile	7. **Qui aime**

Retrouvez les mots correspondant aux définitions :

1. Peur morbide de l'eau?

hydrophobie ....

2. *Obsession impulsive* à voler, à prendre?

kleptomanie ....

3. Qui se fixe de façon *élective* sur le tissu nerveux?

neurotrope ....

4. Procédé de conservation de produits biologiques fragiles, qui sont d'abord congelés puis desséchés sous vide poussé. Le produit, qui n'a subi aucune altération, *peut se dissoudre* instantanément dans l'eau?

lyophilisation ....

5. Qui *cause* une maladie?

pathogène ....

6. Étude d'un corps et plus précisément de la *forme* et de la manière dont sont arrangées les parties de ce corps?

morphologie ....

7. Médecin-*spécialiste* des maladies de la peau?

dermatologue ....

	Juxtaposez lettres et chiffres :	
A 2	A. Opération destinée à réparer un organe	1. **SCOPE**
B 4	B. Section	2. **PLASTIE**
C 5	C. Ablation	3. **GRAMME**
D 6	D. Abouchement chirurgical	4. **TOMIE**
E 1	E. Instrument pour examiner	5. **ECTOMIE**
F 7	F. Examen avec enregistrement	6. **STOMIE**
G 3	G. Résultat d'un examen	7. **GRAPHIE**

Retrouvez les suffixes correspondant aux significations ci-dessous :

stomie	A. **Abouchement chirurgical**
plastie	B. **Opération destinée à réparer un organe**
graphie	C. **Examen avec enregistrement**
ectomie	D. **Ablation**
scope	E. **Instrument pour examiner**
gramme	F. **Résultat d'un examen**
tomie	G. **Section**

Voyons plus en détail le suffixe SCOPE.

L'endoscope est le mot général désignant un instrument destiné à permettre l'examen des cavités naturelles profondes en les éclairant à l'aide d'une source lumineuse.

L'ŒSOPHAGOSCOPE est destiné à examiner?

œsophage — L'.................................

Le GASTROSCOPE est destiné à examiner?

estomac — L'.................................

Le RECTOSCOPE est destiné à examiner?

rectum — Le ....

L'OPHTALMOSCOPE est destiné à examiner?

œil — L'.................................

Le RHINOSCOPE est destiné à examiner?

nez — Le ....

Le LAPAROSCOPE (laparo : flanc) est un endoscope qu'on introduit à travers la paroi abdominale pour examiner les viscères abdominaux.

Remarque : Le SPÉCULUM est un autre instrument, semblable à un entonnoir, dont se servent les médecins et les chirurgiens pour examiner certaines cavités peu profondes comme l'oreille ou le vagin.

Trouvez les mots correspondant aux définitions ci-dessous :

1. Endoscope destiné à l'examen de l'estomac?

gastroscope ....scope.

2. Section d'un nerf?

neurotomie ....tomie.

3. Opération destinée à remédier aux malformations de la bouche?

stomatoplastie ....plastie,

4. Ablation totale ou partielle de l'utérus?

hystérectomie ....ectomie.

5. Abouchement chirurgical de la vessie à la peau?

cystostomie ....stomie.

6. Tracé reproduisant le courant électrique lié aux contractions du cœur?

électrocardiogramme ....gramme.

7. Radiographie des vaisseaux (rendus préalablement opaques)?

angiographie ....graphie.

LISTE DES MOTS ÉTUDIÉS OU RÉVISÉS DANS LA LEÇON XIII

(par ordre alphabétique)

ALVÉOLE
ANALEPTIQUE
ANAPHYLAXIE
ANASTOMOSE
ANATOXINE
ANÉMIE
ANESTHÉSIQUE
ANGIOGRAPHIE
ANOXÉMIE
ANOXIE
ANTIBIOTIQUE
ANTITOXINE
ANURIE
ANXIOLYTIQUE
APHASIE
APHONIE
APOPHYSE
ARTÉRIOLE
ARTÉRIOSCLÉROSE
ASTHÉNIE
ATHÉROSCLÉROSE
ATROPHIE
AUTOGREFFE

BRADYCARDIE
BRONCHIOLE

CAPSULE
CLAVICULE
CONGÉNITAL
CYANOSE
CYSTOSTOMIE

DERMATOLOGUE
DIAGNOSTIC
DIAPHRAGME
DIARRHÉE
DOLICHOCÔLON
DYSKINÉSIE
DYSMÉNORRHÉE
DYSPEPSIE
DYSPHAGIE
DYSPNÉE
DYSTOCIE
DYSURIE

ECTOPIE
ÉLECTROCARDIOGRAMME
ÉNANTHÈME
ENCÉPHALE
ENDARTÈRE
ENDOCARDE
ENDOCRINE
ENDOMÈTRE
ENDOSCOPE
ENDOTHÉLIUM
ENDOVEINE
ÉPIDERME
ÉPIGASTRE
ÉRYTHROCYTE
ÉRYTHROPOÏÈSE
EUPEPSIE
EUPEPTIQUE
EUPHORIE
EUPHORISANT
EUTOCIE
EXANTHÈME
EXOCRINE
EXOPHTALMIE
EXOSTOSE
EXTRA-UTÉRINE

FÉBRICULE
FIBRINOLYSE
FOLLICULE

GASTROSCOPE

HÉMIPLÉGIE
HÉMOSTATIQUE
HÉTÉROGÈNE
HOMOSEXUEL
HYDROPHOBIE
HYPERAZOTÉMIE
HYPERGLYCÉMIE
HYPERPLASIE
HYPERTENSION
HYPERTROPHIE
HYPERURICÉMIE
HYPOCONDRE
HYPODERME
HYPOGASTRE
HYPOGLYCÉMIANT
HYPOPHYSE
HYPOTENSION
HYSTÉRECTOMIE

INCOMPATIBILITÉ MÉDICAMENTEUSE

INCOMPATIBILITÉ SANGUINE
INJECTION INTRA-DERMIQUE
INTERCOSTAL
INTERSTITIEL
INVAGINATION
ISOGROUPE

KALIURIE
KLEPTOMANIE

LAPAROSCOPE
LEUCORRHÉE
LIPOME
LYOPHILISATION

MACROSCOPIQUE
MÉDIASTIN
MÉGA-URETÈRE
MELAENA
MÉTRORRAGIE
MICROBE
MONONUCLÉAIRE
MORPHOLOGIE
MYOPATHIE

NÉOPLASIE
NEUROTOMIE
NEUROTROPE
NÉVRALGIE

ŒSOPHAGOSCOPE
OLIGO-ÉLÉMENTS
OPHTALMOPLÉGIE
OPHTALMOSCOPE
OTITE
OVULE

PARACENTÈSE
PARALYSIE
PARASYMPATHIQUE
PARATHYROÏDE
PARATYPHOÏDE
PARENTÉRAL
PAROTIDES
PATHOGÈNE
PERCUTANÉ
PÉRICARDE
PER OS
POLIOMYÉLITE
POLLAKIURIE
PLAQUETTE
POLYARTHRITE
POLYNUCLÉAIRE
POLYPHAGIE
POLYPNÉE
POLYURIE
PRÉMENSTRUEL
PRODROME
PROLAPSUS
PRONOSTIC
PROTHÈSE

RECTOSCOPE
RHINOSCOPE

SPÉCULUM
STÉTHOSCOPE
STOMATOPLASTIE
SUBLINGUAL
SYNDROME

TACHYCARDIE
TÉTRAPLÉGIE

VALVULE TRICUSPIDE

LEÇON XIV

RÉVISION DES RACINES ÉTUDIÉES

ACRO	Vous vous souvenez qu'un développement anormal des **extrémités** des membres et des os de la face s'appelle une ....mégalie.

---

acro *beaucoup* *en dessous*	Exemple : chez l'adulte, une hypersécrétion de l'hypophyse provoque une ACROMÉGALIE. Les extrémités sont indiquées par la racine .... Dans l'exemple ci-dessous, nous voyons deux autres préfixes : *hyper*sécrétion (hyper = ...) et *hypo*physe (hypo = ...).

---

crine *cerveau*	Rappelons que l'hypophyse est une glande endo- ...., située à la partie inférieure du ....

ACROCYANOSE	Une cyanose permanente des extrémités, surtout des mains est une ....

---

bleue *rouge* *bleu*	La coloration de la peau (cyan(o) = ...) est due à un manque d'oxygénation. Le sang bien oxygéné est (de quelle couleur ?) ...., mal oxygéné il est ....

ESTHÉS(O)	Vous vous souvenez que la sensibilité est indiquée par la racine ....

PARESTHÉSIE	Dans la .... il y a défectuosité dans la sensation : on perçoit des sensations pénibles variées qui surviennent sans raison apparente.

Une défectuosité de la sensation au niveau des *extrémités* (des doigts, des mains : engourdissements, sensation de fourmis) s'appelle une ....

ACROPARESTHÉSIE

Récapitulons : La notion d'extrémités s'exprime par la racine .... Cette racine peut se combiner avec les racines suivantes :

Développement anormal : ....

Coloration en bleu de la peau : ....

Défectuosité dans la sensation : ....

acro

mégalie

cyano

paresthésie

Développement anormal des extrémités : ....

acromégalie

Coloration en bleu de la peau des extrémités : ....

acrocyanose

Défectuosité de la sensation au niveau des extrémités : ....

acroparesthésie

Voyons une autre racine.

Quand nous avons étudié le suffixe ite, nous avons vu notamment comment étaient désignées :

L'inflammation — du côlon : ....

— de l'intestin (intestin grêle) : ....

— d'une veine : ....

— de l'utérus : ....

— des ganglions lymphatiques : ....

colite

entérite

phlébite

métrite

adénite

Les ganglions lymphatiques s'expriment par la racine ....

adén(o)

Combinons la racine **ADÉN(O)** avec d'autres racines.

Vous savez que adén(o) désigne :

1) les **ganglions lymphatiques,** ou
2) une **glande** en général, c'est-à-dire un organe qui sécrète.

---

pathie

cardiopathie

Le nom générique de toute affection en général s'exprime souvent par un mot comportant le suffixe ....

Le nom générique de toute affection du cœur est ....

ADÉNOPATHIE fait exception et a un sens plus précis : c'est non seulement une affection qui touche certains ganglions mais plus précisément une augmentation de volume de ces ganglions qui deviennent ainsi accessibles à la palpation.

---

adénopathie

Une .... est une augmentation de volume de certains ganglions lymphatiques qui deviennent ainsi accessibles à la palpation.

Autre mot constitué avec la racine adén(o) : ADÉNOÏDE (qui concerne le tissu ganglionnaire).
Exemple : une TUMEUR ADÉNOÏDE est la prolifération d'un tissu ganglionnaire.

---

pathie
ïde

Nous venons donc de voir la combinaison de la racine adén(o) avec deux suffixes .... et ....

ADÉNOME

En utilisant un autre suffixe (déjà étudié précédemment), vous souvenez-vous comment s'appelle une tumeur bénigne provenant de la prolifération du tissu d'une glande : un ....

Cette tumeur peut intéresser n'importe quelle glande : une des plus connues est l'adénome de la prostate.
Rappelons que la PROSTATE est une glande du système génital masculin qui sécrète un liquide épais, élément important du sperme.

	Récapitulons : La notion 1) de ganglion lymphatique ou 2) de glande,
adén(o)	s'exprime par la racine .... Cette racine peut se combiner avec d'autres suffixes qui signifient :
ite	Inflammation : ....
pathie	Nom générique de toute affection en général : ....
ide	Qui concerne : ....
ome	Tumeur : ....

ADÉNITE	L'inflammation des ganglions lymphatiques est une ....
adénopathie pathie	Une augmentation du volume de certains ganglions qui deviennent ainsi accessibles à la palpation : .... (le suffixe .... a, dans ce cas, une signification différente de celle qu'il a dans le cas général que nous avons rappelé ci-dessus).
adénoïde	Adjectif « qui concerne le tissu ganglionnaire » : ....
adénome	Tumeur bénigne provenant de la prolifération du tissu d'une glande : ....

	Voyons une autre racine :
ANGIOGRAPHIE	Comment s'appelle la radiographie des vaisseaux? ....
ANGIOCARDIO-GRAPHIE	Comment s'appelle la radiographie des vaisseaux du cœur? ....

---

angi(o)	La racine .... veut dire vaisseaux.

---

ome	La racine **ANGI(O)** que nous avons combinée avec les racines graphie et cardio peut se combiner avec un autre suffixe signifiant : tumeur, tuméfaction : ....

ANGIOME	Avec les racines angi(o) et ome on constitue le mot .... (que nous avons déja vu d'ailleurs).

---

angiome	Un .... n'est pas une tumeur. C'est une petite augmentation de volume, une élevure d'origine le plus souvent congénitale et constituée par un amas de vaisseaux sanguins ou lymphatiques malformés.
angiome	Exemple : La tache de vin est un ....

	Le mot « congénital » employé dans l'item précédent veut dire « qu'on apporte en naissant ». On reconnaît dans ce mot la racine gène (idée d'engendrer). Vous vous souvenez sans doute des mots suivants :
PYOGÈNE	Qui provoque du pus : ....
PATHOGÈNE	Qui détermine une maladie : ....

---

angi(o)	Récapitulons : L'idée de vaisseau s'exprime par la racine ....

---

angiographie	La radiographie des vaisseaux est une ....
angiocardiographie	La radiographie des vaisseaux du cœur est une ....
angiome	Une petite malformation d'origine le plus souvent congénitale constituée par un amas de vaisseaux sanguins ou lymphatiques est un .... (dans ce cas le suffixe ome ne signifie pas tumeur).

	La racine angio peut donc se combiner avec d'autres racines qui signifient :
graphie	Examen avec enregistrement : ....
cardio	Cœur : ....
ome	Tumeur ou tuméfaction : ....

ARTHR(O)	L'articulation s'exprime par la racine ....

ARTHRALGIE	Une douleur au niveau de l'articulation est une ....

---

hanche *arthrite tuberculeuse de la hanche.*	La douleur peut se situer au niveau de certaines articulations précises : GONALGIE : au niveau du *genou.* Vous souvenez-vous du sens exact de COXALGIE? (mot à mot : douleur au niveau de la ...., mais le sens actuel est ....).

ARTHRITE	Une inflammation frappant *une* articulation est une ....
POLYARTHRITE	Une inflammation frappant *plusieurs* articulations est une ....

ARTHROSE	Il ne faut pas confondre l'arthrite et l'.............. qui est une affection *dégénérative* (donc chronique) qui touche une articulation : l'articulation subit une altération, une détérioration progressive.

	Vous souvenez-vous des racines désignant :
GON(O)	Le genou : ....
COX(O)	La hanche : ....

Comment appellerons-nous :

Une affection dégénérative de la *hanche,* qui, peu à peu, progressivement, se détériore : une ....

COXARTHROSE

Une affection dégénérative du *genou* qui, peu à peu, progressivement, se détériore : une ....

GONARTHROSE

Une affection dégénérative des vertèbres *cervicales* (du cou) qui, peu à peu, progressivement, se détériorent : une ....

CERVICARTHROSE

Une affection dégénérative des vertèbres *lombaires* (de la région des reins) qui, peu à peu, progressivement, se détériorent : une ....

LOMBARTHROSE

Une affection dégénérative des vertèbres *dorsales* (de la région du dos), qui, peu à peu, progressivement, se détériorent : une ....

DORSARTHROSE

Le même suffixe « ose » peut d'ailleurs se combiner avec arthr (..................................) sans signifier comme dans les exemples précédents : affection dégénérative d'une articulation.

articulation

L'HYDARTHROSE est l'augmentation pathologique de la quantité de liquide normalement contenue dans une articulation.

Nous avons vu précédemment que, lorsque l'on constate la présence de *ganglions* augmentés de volume dans le creux de l'aisselle ou dans le creux inguinal, on parle d'.................................. axillaire ou inguinale.

adénopathie

L'aisselle est la cavité qui se trouve sous le bras.

L'adjectif qui vient d'aisselle est ....

AXILLAIRE

On parle d'adénopathie ....

axillaire

L'aine est la région située entre le haut de la cuisse et le bas-ventre.

L'adjectif qui vient d' « aine » est ....

INGUINAL

On parle d'adénopathie ....

inguinale

On parle aussi de hernie inguinale.
La hernie est la sortie d'un organe hors de la cavité où il se trouve normalement. Dans la hernie inguinale c'est l'intestin qui fait saillie à la hauteur de l'.................................

aine

Reprenons maintenant une racine que nous connaissons bien et qui désigne le **cœur :** ....

CARDI(O)

La racine qui désigne le **muscle** est ....

MY(O)

Le muscle du cœur est le ....
La tunique autour du cœur est le ....
La tunique interne du cœur est l' ....

MYOCARDE
PÉRICARDE
ENDOCARDE

Le nom générique de toute affection cardiaque est ....

CARDIOPATHIE

L'inflammation de la tunique externe du cœur (.................................) ou de la tunique interne du cœur (.................................) sont des ....

PÉRICARDITE
ENDOCARDITE
CARDIOPATHIES

L'accélération du rythme des battements cardiaques est la ....

TACHYCARDIE

Le cœur qui bat à 70 coups/minute est normal. S'il bat à 100/coups minute, il y a ....

tachycardie

Le ralentissement des battements cardiaques est la ....

BRADYCARDIE

Si le cœur bat à 40 coups/minute, par exemple, il y a ....

bradycardie

---

angio *angiocardiographie*	En étudiant les vaisseaux (racine ....) nous avons vu que la radiographie des *vaisseaux* du cœur est une ....
cardiopathies	L'angiocardiographie est un moyen de diagnostic des .... L'ÉLECTROCARDIOGRAMME en est un autre. Exemple : si un trouble du rythme cardiaque existe, l'électrocardiogramme ne sera pas normal,il présentera des anomalies révélatrices.
électrocardiogramme	Le tracé reproduisant le courant électrique lié aux contractions du cœur est l'.....................
bradycardie *tachycardie*	L'électrocardiogramme indiquera si le rythme du cœur est trop lent (....................) ou trop rapide (....................), mais il pourra révéler bien d'autres anomalies du rythme.
cardi(o)	Récapitulons : l'idée de cœur s'exprime par la racine ....
	Les mots construits avec la racine cardi(o) sont :
myocarde	Muscle du cœur : ....
endocarde	Tunique interne du cœur : ....
cardiopathie	Nom générique de toute affection cardiaque : ....
tachycardie	Accélération du rythme cardiaque : ....
bradycardie	Ralentissement du rythme cardiaque : ....
électro-cardiogramme.	Tracé reproduisant le courant électrique lié aux contractions du cœur : ....

On peut donc combiner la racine cardio avec différents préfixes, suffixes ou racines parmi lesquels :

myo	Muscle	: ....
ite	Inflammation	: ....
pathie	Nom générique de toute affection	: ....
brady	Lent	: ....
tachy	Rapide	: ....
péri	Autour	: ....
endo	A l'intérieur	: ....

---

la ***tête***

Voyons une autre racine : **CÉPHAL(O) :** ....

ENCÉPHALE

La partie du système nerveux qui est *dans* la boîte crânienne (c'est-à-dire le cerveau, le cervelet et le tronc cérébral) s'appelle comme nous l'avons déjà vu l'............................. .

ENCÉPHALITE
ENCÉPHALOGRAPHIE
ÉLECTRO-ENCÉPHALOGRAMME

L'inflammation d'une partie plus ou moins grande de l'encéphale est l'............................. .
La radiographie de l'encéphale est l'............................. .
Le tracé reproduisant le faible courant électrique émis par les cellules cérébrales est l'............................. ou E.E.G.

électro-encéphalogramme
électro-encéphalogramme

L'ÉLECTRO-ENCÉPHALOGRAPHIE est l'enregistrement du faible courant électrique émis par les cellules cérébrales et sa reproduction graphique après amplification.
Le tracé obtenu s'appelle un ....

Exemple : pour diagnostiquer une tumeur du cerveau ou une épilepsie, on procède à une électro-encéphalographie pour vérifier si l'............................. est normal.

CÉPHALÉE

Avec la racine que nous sommes en train d'étudier, constituez le mot qui signifie : un mal de tête : ....

Le liquide CÉPHALO-RACHIDIEN est un liquide qui, d'une part, protège l'encéphale des contacts de la boîte crânienne et tient en même temps l'encéphale en suspension dans cette boîte, et d'autre part, protège la moelle épinière de la colonne vertébrale.

Ce double rôle explique les deux racines :

CÉPHAL(O) : pour la boîte crânienne
RACHIDI(O) : pour la colonne vertébrale
(céphalo-rachidien).

L'HYDROCÉPHALIE est une accumulation du liquide céphalo-rachidien dans la cavité crânienne, notamment dans les ventricules cérébraux. Elle provoque chez l'enfant à naître ou le petit enfant une augmentation parfois considérable de la boîte crânienne.

RACHIS

La colonne vertébrale se dit aussi : ....

---

rachidien

RACHIDIEN

Le canal formé par les vertèbres et qui contient la moelle épinière est le canal ....

L'adjectif dont la définition est « qui a rapport à la colonne vertébrale » est ....

---

moelle épinière

Les nerfs RACHIDIENS sont les 31 paires de nerfs qui sortent de la m................................ é...

Révisons quelques mots utilisant la racine céphal(o).

encéphale — Ce qui est dans la boîte crânienne : ....

encéphalite — Inflammation d'une partie plus ou moins grande de l'encéphale : ....

électro-encéphalogramme ou E.E.G. — Tracé reproduisant le faible courant électrique émis par les cellules cérébrales : ....

Voyons maintenant la racine **CERVIC(O) : cou** ou **col.**

---

adénopathie cervicale — Une a................. c................. est une augmentation de volume des ganglions lymphatiques du *cou* qui deviennent accessibles à la palpation.

Exemple : un cancer de la langue ou une angine s'accompagnent d'ADÉNOPATHIES CERVICALES.

CERVICALES — Il y a 7 vertèbres ....

Une *affection dégénérative* des vertèbres cervicales

CERVICARTHROSE — est une ....

Une douleur située au niveau du cou est une

CERVICALGIE — ....

Voilà donc une première série de mots utilisant la racine **CERVIC(O).** Voyons maintenant quelle est la signification de « cervicite » (racine cervic(o)).

Une CERVICITE n'est pas l'inflammation du cou, mais l'inflammation du **col utérin.**

---

utérus Une MÉTRITE est une inflammation de l'..........................

---

utérus L'.......................... est un organe creux de l'appareil génital féminin qui fait suite au vagin.

Nous allons maintenant combiner les racines **NEUR(O), NÉVR(O), PSYCH(O), THYM(O)** avec les suffixes classiques. Quels mots correspondent aux définitions ci-dessous :

1. Qui se fixe d'une façon élective sur le tissu nerveux.
NEUROTROPE ....trope.
2. Étude des maladies du système nerveux.
NEUROLOGIE ....logie.
3. Maladie mentale dans laquelle le malade a conscience d'être malade.
NÉVROSE ....ose.
4. Maladie mentale dans laquelle le malade n'a pas conscience d'être malade.
PSYCHOSE ....ose.
5. Terme général désignant tout médicament qui diminue l'activité mentale.
PSYCHOLEPTIQUE ....leptique.
6. Stimulant de l'humeur.
THYMOANALEPTIQUE ....analeptique.
7. Étude des maladies mentales.
PSYCHIATRIE ....iatrie.
8. Douleur siégeant sur le trajet d'un nerf.
NÉVRALGIE ....algie.
9. Forme de névrose comportant du pessimisme, de l'asthénie, une hyperémotivité, une préoccupation obsédante du fonctionnement des organes.
NEURASTHÉNIE ....asthénie.
10. Section d'un nerf.
NEUROTOMIE ....tomie.

	Nous avons étudié différents mots contenant la racine **HYDRO.** Pouvez-vous nous les rappeler.
HYDROLYSE	1. Dissociation de certains corps par action de l'eau.
HYDROPHOBIE	2. Peur morbide de l'eau.
HYDROTHÉRAPIE	3. Emploi thérapeutique de l'eau.
HYDRONÉPHROSE	4. État d'un rein distendu par une urine qui ne peut plus s'écouler.
HYDROTHORAX	5. Épanchement de liquide clair entre les deux feuillets de la plèvre.
HYDROCÉPHALIE	6. Accumulation du liquide céphalo-rachidien dans la cavité crânienne, notamment dans les ventricules cérébraux.
HYDROPHILE	7. Qui attire l'eau.

	Quelle est la signification des racines :
règles (mois)	1. **MENSTRU(O)**
col de l'utérus (ou cou)	2. **CERVIC(O)**
trompe ovarienne	3. **SALPING(O)**
utérus	4. **MÉTR(O)**
utérus	5. **HYSTÉR(O)**
idée d'engendrer	6. **GÈN(O) ou GON(O)**
accouchement	7. **TOC(O)**
homme	8. **ANDRO**
femme	9. **GYNÉC(O)**
règles (mois)	10. **MÉN(O)**

	COLP(O) est une racine qui signifie : **vagin.**
vagin	Une COLPOSCOPIE est l'examen du .... et du col de l'utérus avec un endoscope.

	Retrouvez les racines correspondant aux significations ci-dessous :		
ANDR(O)	1. **Homme**		: ....
MENSTRU(O)	2. **Règles**	*a)*	: ....
MÉN(O)		*b)*	: ....
SALPING(O)	3. **Trompe ovarienne**		: ....
MÉTR(O)	4. **Utérus**	*a)*	: ....
HYSTÉR(O)		*b)*	: ....
GYNÉC(O)	5. **Femme**		: ....
CERVIC(O)	6. **Col de l'utérus**		: ....
TOC(O)	7. **Accouchement**		: ....
GÈN(O) ou GON(O)	8. **Idée d'engendrer**		: ....
COLP(O)	9. **Vagin**		: ....

Nous allons combiner ces différentes racines avec des préfixes ou suffixes que nous connaissons bien.
Retrouvez les mots correspondant aux définitions :

1. Tunique tapissant l'intérieur de l'utérus.

ENDOMÈTRE — Endo.........................

2. Exagération des règles, soit en quantité soit en durée.

MÉNORRAGIE — ....rragie.

3. Règles difficiles, douloureuses.

DYSMÉNORRHÉE — Dys.........................

4. Inflammation de l'une ou des deux trompes utérines.

SALPINGITE — ....ite.

5. Qui provoque chez l'homme l'apparition de caractères sexuels secondaires.

ANDROGÈNE — ....gène.

6. Accouchement normal.

EUTOCIE — Eu.........................

7. Examen du vagin et du col de l'utérus avec un endoscope.

COLPOSCOPIE — ....scopie.

Retrouvez les mots correspondant aux définitions.

1. Partie de la médecine qui s'occupe de la grossesse et de l'accouchement.

OBSTÉTRIQUE — Obst.........................

2. Science de l'hérédité, c'est-à-dire qui étudie la transmission des caractères des parents aux enfants.

GÉNÉTIQUE — Gén.........................

3. Partie de la médecine qui s'occupe des maladies de la femme.

GYNÉCOLOGIE — Gyn.........................

Nous nous souvenons que l' « avancée » anormale (l'abaissement) d'un organe (ou d'une partie de cet organe) s'appelle un ....

PROLAPSUS

Lorsque c'est l'utérus qui tombe et avance dans l'orifice vulvaire, c'est un .... de l'utérus.

prolapsus

BLENNORRAGIE	Une maladie infectieuse des voies génitales masculines et féminines qui se manifeste surtout par l'écoulement de mucus hors de ces voies génitales est une : .... Vous vous souvenez que, dans ce cas, le suffixe **RRAGIE** n'indique pas un écoulement de sang.
DE GRAAF	Les deux ovaires ont dans leur périphérie de 15.000 à 35.000 petits sacs appelés FOLLICULES OVARIENS ou FOLLICULES de ....
ovocyte ***cellule***	Chaque follicule est un petit sac qui contient une cellule appelée ....CYTE (le suffixe **CYTE** veut dire ....).
ovule	Toutes les 4 semaines, un OVOCYTE arrivé à maturité s'échappe du follicule rompu : c'est l'................ ....ule ou cellule sexuelle féminine.
spermatozoïde	L'OVULE est un œuf en puissance. Il est fécondé par la cellule sexuelle masculine : Le ....ïde.

Étudions maintenant la racine **GÈNE.**
GÈNE mis à la fin d'un mot signifie : **qui produit.**
Retrouvez les mots correspondant aux définitions suivantes :

PATHOGÈNE	Qui détermine une *maladie*.
CANCÉRIGÈNE	Qui provoque le *cancer*.
PYOGÈNE	Qui provoque du *pus*.
ANDROGÈNE	Qui provoque chez *l'homme* l'apparition des caractères sexuels secondaires (à partir de la puberté).
ALLERGÈNE	Substance qui détermine une *allergie*.
GLYCOGÈNE	Substance de réserve, surtout dans le foie, qui se *transforme en sucre* (glucose), suivant les besoins de l'organisme.

bile	La racine **CHOL(É)** veut dire b............ .
vésicule biliaire	La racine **CHOLÉ-CYST(O)** veut dire v............ b............ .

---

cholérèse	La sécrétion de bile par le foie est la .... èse.

La CHOLÉRÈSE est une des fonctions du foie.

Une substance qui augmente la sécrétion de la bile par le foie est :

cholérétique	Un ....

Souvenez-vous du mot qui signifie : taux de sucre dans le sang :

glycémie	....

Le taux des éléments de la bile dans le sang est :

CHOLÉMIE	La .... émie.

Nous avons vu tout à l'heure que la racine **CHOLÉ-CYST(O)** voulait dire :

vésicule biliaire	....

La racine **CYST(O)** signifie petit sac (dans cholé-cysto) ou plus précisément la vessie.

Exemple : l'inflammation de la vessie est une :

CYSTITE	....

	Une *inflammation* de la vésicule biliaire est une :
CHOLÉCYSTITE	..........................ite.
	Une opération chirurgicale qui consiste à *enlever* la vésicule biliaire est une :
CHOLÉCYSTECTOMIE	..........................ectomie.
	Une opération chirurgicale qui consiste à pratiquer un *abouchement* de la vésicule biliaire à la peau est une :
CHOLÉCYSTOSTOMIE	..........................stomie.
CHOLÉCYSTO-GRAPHIE	Une *radiographie* de la vésicule biliaire est une : ....graphie.

CHOLÉCYSTO-KINÉTIQUE	Une substance qui renforce les *mouvements* de contraction de la vésicule biliaire, ce qui entraîne une augmentation de l'évacuation de la bile est un : ....kinétique.

---

cholécystokinétique	CHOLAGOGUE est synonyme de .... et est plus utilisé.

	Que signifient les racines suivantes :
foie	*a)* **HÉPAT(O)**
rein	*b)* **NÉPHR(O)**
estomac (ventre)	*c)* **GASTR(O)**
intestin (parfois grêle)	*d)* **ENTÉR(O)**
digestion	*e)* **PEPT(O) ou PEPS(O)**
manger	*f)* **PHAG(O)**
rate	*g)* **SPLÉN(O)**
soif	*h)* **DIPS(O)**

	Retrouvez les racines correspondant aux sens ci-dessous :
PEPS(O) ou PEPT(O)	1. **digestion**
DIPS(O)	2. **soif**
ENTÉR(O)	3. **intestin**
PHAG(O)	4. **manger**
GASTR(O)	5. **estomac**
SPLÉN(O)	6. **rate**
HÉPAT(O)	7. **foie**
NÉPHR(O)	8. **rein**

Nous allons maintenant combiner les différentes racines révisées ci-dessus avec des préfixes suffixes ou racines déjà connus.
Comment appellerons-nous :

HÉPATALGIE
1. Une douleur au niveau du foie.
   ....algie.

PÉRINÉPHRITE
2. L'inflammation de l'enveloppe adipeuse du rein.
   Péri..........

HYDRONÉPHROSE
3. L'état d'un rein distendu par l'existence d'une urine qui ne peut plus s'écouler.
   Hydro..........

GASTROSCOPE
4. Un endoscope destiné à l'examen de l'estomac.
   ....scope.

ÉPIGASTRE
5. La partie supérieure et médiane du ventre.
   Épi..........

ENTÉRO-COLITE
6. L'inflammation de l'intestin grêle et du côlon.
   ....ite.

DYSPEPSIE
7. Une digestion difficile.
   Dys..........

POLYPHAGIE
8. Le fait de manger beaucoup.
   Poly..........

SPLÉNOMÉGALIE (ou MÉGALOSPLÉNIE)
9. Une augmentation de volume de la rate.
   ....mégalie.

ANURIE
10. L'absence de sécrétion d'urine par les reins.
   An..........

---

estomac ou ventre

Nous avons vu que la racine **GASTR(O)** avait deux significations :
.... (dans gastroscope) ou
.... (épigastre).

La séreuse (membrane à deux feuillets) qui entoure les organes abdominaux s'appelle PÉRITOINE.

Nous connaissons déjà la désignation de certaines régions du corps : L'HYPOGASTRE, L'ÉPIGASTRE, LES HYPOCONDRES DROIT ET GAUCHE.
Voyons ou révisons d'autres localisations.

LOMBAIRE	La région des **reins** s'appelle la région ....
DORSALES	Les 12 vertèbres de la région du dos sont les vertèbres ....
CERVICALE	La région du cou s'appelle la région .... UNE NÉVRALGIE CERVICO-BRACHIALE est une douleur **(ALGIE)** qui siège sur le trajet d'un nerf **(NÉVRO).** Elle part du cou **(CERVICO)** et se répand le long du bras **(BRACHIO)** jusqu'à la main.
jambe	UNE NÉVRALGIE CRURALE est une douleur (algie : douleur) qui siège sur le trajet d'un nerf (névro). Une névralgie crurale part du haut de la jambe et descend le long de cette jambe. CRURAL : relatif à la .... Une hernie crurale se situe au haut de la jambe.
aine ***aisselle*** ***épaule***	Le creux INGUINAL est le creux de L'.................... . La région AXILLAIRE est la région de L'.................... . La région SCAPULAIRE est la région de L'.................... .
INCUBATION	La racine **CUB(O)** signifie : **dormir.** Vous vous souvenez que l'.................... est le temps qui s'écoule, lors d'une maladie infectieuse, entre l'introduction du germe infectieux dans l'organisme et les premiers symptômes de la maladie. EN DÉCUBITUS désigne l'attitude du corps reposant sur un plan horizontal (décubitus ventral ou dorsal).

Examinons maintenant la combinaison de **URIE** avec divers préfixes ou racines.

Trouvez les mots correspondant aux définitions :

ANURIE	Absence de sécrétion d'urine par les reins.
DYSURIE	Gêne lors de l'émission des urines.
OLIGURIE	Quantité d'urine insuffisante.
POLYURIE	Urines anormalement abondantes.
POLLAKIURIE	On urine anormalement souvent et par petite quantité.
ALBUMINURIE	Taux d'albumine dans les urines (ce qui est anormal).
KALIURIE	Taux de potassium dans l'urine.
NATRURIE	Taux de sodium dans l'urine.
GLYCOSURIE	Taux de glucose (sucre) dans l'urine.
HÉMATURIE	L'urine contient du sang.
PYURIE	L'urine contient du pus.

Un DIURÉTIQUE est une substance qui augmente le volume des urines.

VÉNÉRIENNE

Nous avons vu précédemment qu'une maladie qui se transmet lors des rapports sexuels est une maladie .... (Vénus).

GONOCOQUE

Nous avons vu également que la BLENNORRAGIE était provoquée par une bactérie de forme arrondie (coque) :

Le g.................................. .

Dans l'intestin, nous allons trouver une autre bactérie de forme arrondie également. C'est l'ENTÉROCOQUE.

---

entérocoque

L'.................................., bactérie de forme arrondie qui vit dans l'intestin en parasite, n'est pas normalement pathogène. Il peut le devenir en proliférant et en sécrétant des toxines.

Nous nous souvenons bien des racines concernant le **sang : HÉM(O), HÉMAT(O), ÉM(O) ... ÉMIE,** en fin de mot.

Rappelons quelques mots composés avec ces racines.

HÉMOPTYSIE — 1. Sang d'origine respiratoire rejeté par la bouche au milieu d'efforts de toux.

HÉMATÉMÈSE — 2. Sang le plus souvent d'origine digestive (gastrique) rejeté par la bouche au milieu d'efforts de vomissement.

HÉMOSTATIQUE — 3. Médicament qui arrête une hémorragie.

NATRÉMIE — 4. Taux de sodium dans le sang.

HÉMOLYSE — 5. Destruction des globules rouges.

La racine **STASE** indique **l'arrêt** ou **le ralentissement.** On parle de STASE INTESTINALE : le contenu intestinal s'écoule lentement et prolonge son séjour dans l'intestin.

Nous venons de voir le mot : hémostatique.

Il existe aussi le mot : BACTÉRIOSTATIQUE : qui ralentit puis arrête la croissance des bactéries et leur division.

Vous vous souvenez du mot qui désigne :

Une petite augmentation de volume, une malformation d'origine le plus souvent congénitale et constituée par un amas de vaisseaux sanguins ou lymphatiques.

ANGIOME — Un ....

Un HÉMATOME est une tuméfaction d'origine traumatique, le plus souvent, et formée d'un amas de sang sorti des capillaires dans les tissus sous-cutanés ou sous-muqueux.

Vous vous souvenez de la signification des racines :

vaisseau — **ANGI(O)** : ....

vaisseau — **VAS(O) ou VASCUL(O)** : ....

veine — **PHLÉB(O)** : ....

La CHIRURGIE VASCULAIRE est la chirurgie des

vaisseaux — ....

SPLÉN(O)

Un organe VASCULARISÉ signifie : irrigué par les vaisseaux.
La rate (racine : ....) est richement vascularisée.
Quand le sang est arrêté à un endroit par un obstacle quelconque (un caillot par exemple) et qu'il n'irrigue plus les tissus situés après ce point, au-delà de ce point (on dit aussi : en AVAL), il y a ISCHÉMIE.

INFARCTUS
ischémie

Vous vous souvenez que, dans certains cas, une artériole irrigant un secteur du myocarde peut être oblitérée; le sang est arrêté et le secteur qui se trouve en aval ne peut plus être irrigué. Il en résulte une altération du territoire non irrigué que l'on appelle in- .... du myocarde et qui est une conséquence de l'..........émie.

PHLÉBITE

Une inflammation de la veine est :
Une ....ite.

---

thrombus

Un THROMBUS est un caillot qui se forme à la paroi d'un vaisseau (artère ou veine).
Le mot THROMBOSE (thrombo : caillot) a 2 sens :
1er sens : caillot qui se forme à la paroi d'un vaisseau (artère ou veine). Synonyme : ....
2e sens : le fait qu'un caillot se forme à la paroi d'un vaisseau.

---

thromboses
(ou thrombus)

Exemple : en cas d'ATHÉROME, l'endothélium de l'artère athéromateuse est souvent altéré.
Cette altération est favorable à la formation de th.......... .

ENDOTHÉLIUM

Vous vous souvenez que la couche de cellules plates qui tapisse intérieurement les vaisseaux est :
L'.......... .

VASOMOTRICITÉ

L'ensemble des phénomènes qui commandent la variation du calibre des vaisseaux est :
La ....

	Le taux de sucre dans le sang est :
GLYCÉMIE	La ....

	Quand il y a trop de sucre dans le sang, on parle
HYPERGLYCÉMIE	d'.............................. .

	L'absence de sécrétion d'urine est :
anurie	Une ....

	Que signifient les racines :
a) ***bouche***	*a)* **STOM(O), STOMAT(O), OS, OR(O) et BUCC(O)**
b) ***nez***	*b)* **RHIN(O)**
c) ***bassinet***	*c)* **PYÉL(O)**
d) ***colonne vertébrale***	*d)* **RACHID(O)**
e) ***os***	*e)* **OSTÉ(O)**
f) ***œil***	*f)* **OCUL(O), OPHTALM(O)**
g) ***moelle***	*g)* **MYÉL(O)**
h) ***rein***	*h)* **NÉPHR(O)**
i) ***moelle***	*i)* **MÉDULL(O)**
j) ***flanc***	*i)* **LAPAR(O)**

	Quelles racines correspondent aux sens suivants :	
1. *lapar(o)*	1. flanc	: ....
2. *osté(o)*	2. os	: ....
3. *rachid(o)*	3. colonne vertébrale	: ....
4.	4. moelle	
a) *myél(o)*		*a)* : ....
b) *médull(o)*		*b)* : ....
5. *ocul(o), ophtalm(o)*	5. œil	: ....
		et ....
6. *néphr(o)*	6. rein	: ....
7. *pyél(o)*	7. bassinet	: ....
8. *stom(o), os or(o) bucco*	8. bouche	: ...., ..., ..., ...
9. *rhin(o)*	9. nez	: ....

Combinons les racines que nous venons de voir avec des préfixes ou suffixes déjà connus.

1. Opération destinée à remédier aux malformations congénitales ou acquises de la cavité buccale.

STOMATOPLASTIE ....plastie.

2. Inflammation du nez.

RHINITE ....ite.

3. Radiographie du bassinet.

PYÉLOGRAPHIE ....graphie.

4. Inflammation du tissu entourant la veine.

PÉRIPHLÉBITE Péri..................

5. Par la bouche.

PER OS, ORALE, BUCCALE Per.................., par voie .... ou ....

6. Médecin spécialiste des maladies des yeux.

OPHTALMOLOGISTE, OPHTALMOLOGUE OCULISTE ....iste ou ....gue ou ....iste.

7. Inflammation de l'axe gris de la moelle épinière.

POLIOMYÉLITE Polio..................

8. Opération qui consiste à ouvrir la paroi abdominale et le péritoine pour regarder puis agir sur les organes de l'abdomen.

LAPARATOMIE ....tomie.

Vous vous souvenez que la communication naturelle ou provoquée entre deux vaisseaux, deux conduits, deux nerfs, etc., est :

ANASTOMOSE Une ....

On peut administrer un médicament par :

voie buccale (per os)

voie rectale

PARENTÉRALE ou voie p..................

Le canal formé par les vertèbres et qui contient la moelle épinière est :

RACHIDIEN Le canal ....

PHLÉBITE	Une .... est une inflammation de la veine.
PÉRIPHLÉBITE	Une .... est une inflammation du tissu entourant la veine.

Les MYÉLOCYTES sont des globules blancs, encore immatures, qui se trouvent dans la moelle osseuse, et qui, adultes, sont les polynucléaires du sang.

LEUCOCYTES	Les globules *blancs* sont appelés aussi ....

NÉPHR(O) ***rein***	Les coliques néphrétiques (racine .... = ...) sont des crises douloureuses correspondant à la migration d'un calcul ou d'un corps étranger, du rein vers la vessie.

Une LITHIASE BILIAIRE (racine : **LITH(O) = pierre)** est la présence de petites pierres, de *calculs* dans la vésicule biliaire ou dans les voies biliaires.

Quelle est la signification de ces racines :

vertèbre	1. **SPONDYL(O)**
muscle	2. **MY(O)**
peau	3. **DERM(O) ou DERMAT(O)**
peau	4. **CUT(O)**
os	5. **OSTÉ(O)**
genou	6. **GON(O)**
hanche	7. **COX(O)**
œil	8. **OPHTALM(O), OCUL(O)**
oreille	9. **OT(O)**

	Retrouvez les racines qui ont pour signification :
a) ***MY(O)***	*a)* **muscle** : ....
b) ***GON(O)***	*b)* **genou** : ....
c) ***DERM(O) ou CUT(O)***	*c)* **peau** *a)* : .... *b)* : ....
d) ***OPHTALM(O) ou OCUL(O)***	*d)* **œil** *a)* : .... *b)* : ....
e) ***COX(O)***	*e)* **hanche** : ....
f) ***OT(O)***	*f)* **oreille** : ....
g) ***SPONDYL(O)***	*g)* **vertèbre** : ....
h) ***OSTÉ(O)***	*h)* **os** : ....

	Nous allons associer les racines revues précédemment avec des préfixes, suffixes et racines déjà connus.
	1. Atrophie musculaire.
AMYOTROPHIE	............trophie.
	2. Partie la plus profonde des trois couches composant la peau.
HYPODERME	Hypo............ .
	3. Affection de la peau, qui devient dure et épaisse.
SCLÉRODERMIE	Scléro............ .
	4. Qui se produit à travers la peau.
PERCUTANÉ	Per............ .
	5. Présence d'une saillie anormale sur un os.
EXOSTOSE	Ex............ .
	6. Membrane solide qui entoure l'os.
PÉRIOSTE	Péri............ .
	7. Arthrose du genou.
GONARTHROSE	............arthrose.
	8. Arthrite tuberculeuse de la hanche.
COXALGIE	............algie.
	9. Saillie anormale des yeux.
EXOPHTALMIE	Ex............ .
	10. Écoulement qui se fait par l'oreille.
OTORRHÉE	............rrhée.
	11. Inflammation de vertèbres et de disques intervertébraux.
SPONDYLARTHRITE	............ite.

	Nous allons vous poser une question délicate.
l'œil (pupille)	Quel organe concerne le MYOSIS ? (Nous avons étudié ce mot dans le début du cours.)

MYDRIASE

Le contraire du myosis est :
Une ....

HYPERTROPHIE

La racine **TROPHIE** (nutrition) indique un changement notable de volume.

Lorsque le volume d'un organe ou d'un tissu augmente considérablement, il y a :
....

ATROPHIE

Lorsque, au contraire, il diminue notablement, on parle
D'.................................

AMYOTROPHIE

Si cette diminution de volume concerne un *muscle* qui « fond » à la suite souvent de son non-fonctionnement, c'est :
Une ....

---

trophie

DYSTROPHIE

S'il se produit une anomalie dans la nutrition (racine : ....) d'un organe ou d'un tissu, aboutissant à une anomalie dans leur fonctionnement, on parlera de :
....

---

asthénie

Lorsqu'un organe s'atrophie, sa force (sthéno) diminue. Le manque de force d'un organe s'appelle :
....

Ce mot désigne également une sensation de fatigue non motivée par une activité physique ou intellectuelle.

Une fatigue musculaire caractérisée par une diminution de la contraction musculaire est :

MYASTHÉNIE — Une ....

Une forme de névrose comportant du pessimisme, de l'asthénie, une hyperémotivité, une préoccupation obsédante du fonctionnement des organes s'appelle :

NEURASTHÉNIE — ....

Une personne dont la volonté est insuffisante, irrésolue est :

PSYCHASTHÉNIQUE — Un ....

Une autre racine signifie force, c'est **DYNAM(O).**
Une extrême faiblesse qui accompagne certaines maladies est :

ADYNAMIE — Une ....

Nous avons vu que la présence d'une saillie anormale sur un os est :

exostose — Une ....

Vous souvenez-vous comment s'appelle une excroissance naturelle de la surface d'un os :

apophyse — Une ....

La partie moyenne d'un os long (contenant de la moelle jaune) s'appelle :

diaphyse — ....

Les deux extrémités d'un os long (contenant de la moelle rouge) s'appellent :

épiphyses — ....

L'hypophyse n'a rien de commun, puisque l'hypophyse est une :

glande endocrine — ....

	Quand la courbure normale (en avant) de la partie lombaire de la colonne vertébrale est accentuée, on est en présence
lordose	D'une ....
	Lorsque la courbure normale de la partie dorsale de la colonne vertébrale est très accentuée et donne un dos rond, bossu, on parle :
cyphose	De ....
	Si la colonne vertébrale est déviée latéralement, c'est :
scoliose	Une ....

	Passons à une autre série de racines :
pus	La racine **PY(O)** signifie : ....

	Un PYOSALPINX est une collection de pus dans la
trompe ovarienne	....

PUSTULE	Une ....ule est une petite élevure inflammatoire de l'épiderme qui contient du pus.

« Qui contient du pus » se dit : PURULENT.
Une suppuration est une production de pus.

	La présence de pus entre les deux feuillets de la plèvre est :
PYOTHORAX	Un ....

L'ASEPSIE est l'ensemble des mesures prises pour empêcher l'existence de microbes et leur introduction dans l'organisme et permettre, en particulier, d'opérer à l'abri des microbes.

Un ANTISEPTIQUE est un médicament qui combat ou prévient une maladie infectieuse en détruisant le microbe causal.

---

asepsie L'a.................................. concerne des objets, du matériel chirurgical, etc.

antisepsie L'a.................................. consiste, en présence d'une plaie, à empêcher les microbes de s'y développer.

Tous les êtres vivants microscopiques qui pullulent dans l'eau, l'air, la terre, notre corps, etc., sont des MICROBES ou MICRO-ORGANISMES. Ils ne sont pas forcément pathogènes.
Les BACTÉRIES sont une des catégories de microbes.

Vous vous rappelez que l'adjectif signifiant : « qui ralentit, puis arrête la croissance des bactéries et leur division » est :

BACTÉRIOSTATIQUE ....

Les COQUES ou COCCI sont des bactéries ayant une forme arrondie.
Nous avons déjà vu que les bactéries de forme arrondie spécifiques de la blennorragie s'appellent :

GONOCOQUES ....

Les bactéries de forme arrondie qui vivent dans l'intestin en parasite, mais ne sont pas normalement pathogènes, sont

ENTÉROCOQUES Des ....

Les STREPTOCOQUES sont des bactéries de forme arrondie qui se groupent en chaînettes (strept(o) : tourné, tortillé).
Les STAPHYLOCOQUES sont des bactéries de forme arrondie qui se groupent en un tas rappelant vaguement une grappe de raisins (grec : staphulé : grains de raisin).

Une TOXINE est le produit sécrété par les microbes et se comportant comme un poison dans l'organisme.

Vous vous souvenez qu'une toxine à laquelle on a, par traitement, enlevé sa virulence est :

anatoxine Une ....

Une substance que produit l'organisme pour se défendre contre une toxine est :

antitoxine Une ....

Une maladie provoquée par un champignon parasite, c'est-à-dire vivant aux dépens de l'organisme, est :

MYCOSE Une ....

« Qui cause une maladie » (un microbe par exemple) se dit :

PATHOGÈNE ....

Le mécanisme par lequel les éléments pathogènes connus ou inconnus provoquent une maladie s'appelle :

PATHOGÉNIE La ....

PATHOLOGIE L'étude des maladies est la ....

Un signe particulier à une maladie, c'est-à-dire que l'on observe seulement dans une maladie et pas dans une

PATHOGNOMONIQUE autre est un signe ....

L'étude des médicaments est :

PHARMACOLOGIE La ....

L'étude de l'action qu'exercent les médicaments sur un organisme sain ou malade est :

PHARMACODYNAMIE La ....

Le recueil des recettes ou formules pour préparer les médicaments s'appelle :

PHARMACOPÉE ....

La partie de la médecine qui a pour objet de prévenir les maladies est :

PROPHYLAXIE La ....

Vous vous souvenez que l'état d'un individu qui, sensibilisé à une substance, y réagit ultérieurement est une ALLERGIE ou

anaphylaxie ....

Avec ces quelques notions d'ordre très général, se termine une première révision. Vous avez maintenant vu toutes les racines plusieurs fois. Elles doivent vous être familières.

Nous allons nous en assurer en les survolant très rapidement.

Grâce aux mots entre parenthèses, vous devez pouvoir retrouver le sens des racines, préfixes, suffixes étudiés jusque-là.
Inversement, les racines, préfixes, suffixes doivent vous permettre de retrouver le sens des mots entre parenthèses.

1) PRÉFIXES

manque de	A ou An	(Asthénie, anurie) : ....
dans	In ou Im	(Injection : ....
négation		Incompatibilité, immature) : ....
contraire de	Ana	(Anatoxine : ....
avec		Anastomose : ....
renouveau		Analeptique) : ....
contre, opposé à	Anti	(Antibiotique) : ....
contre, opposé à	Contra	(Contraception) : ....
à l'intérieur	Intra	(Intraveineux) : ....
dans	En	(Encéphale) : ....
à l'intérieur	Endo	(Endocrine) : ....
	Ec ou Ex	(Ectopie
en dehors		Exostose) : ....
sur	Épi	(Épigastre) : ....
au-dessous	Sub	(Sublingual) : ....
autour	Péri	(Péricarde) : ....
à travers	Para	(Paracentèse) : ....
à côté		(Parathyroïde) : ....
idée d'imperfection		(Paraplégie) : ....
opposé à		(Parasympathique) : ....
un seul	Mono	(Mononucléaire) : ....
plusieurs	Poly	(Polyarthrite) : ....
beaucoup		(Polyphagie) : ....
en excès	Hyper	(Hypertension) : ....
au-dessous	Hypo	(Hypophyse) : ....
diminution		(Hypoglycémie) : ....
peu	Oligo	(Oligurie) : ....
difficulté	Dys	(Dyspepsie) : ....
d'une espèce différente	Hétéro	(Hétérogène) : ....
	Homéo-	
de même espèce	Homo	(Homosexuel) : ....
de soi-même	Auto	(Autogreffe) : ....
accélération	Tachy	(Tachycardie) : ....

ralentissement	Brady	(Bradycardie) : ....
grand	Macro	(Macroscopique) : ....
allongement	Dolicho	(Dolichocôlon) : ....
petit	Micro	(Microscopique) : ....
blanc	Leuco	(Leucocytes) : ....
noir	Melaeno	(Mélaena) : ....
gris	Polio	(Poliomyélite) : ....
rouge	Érythro	(Érythrocyte) : ....
bleu	Cyano	(Cyanose) : ....

2) SUFFIXES (ou racines se trouvant à la fin d'un mot).

petit	Ole	(Alvéole) : ....
petit	Et	(Bassinet) : ....
petit	Ule	(Vésicule) : ....
qui a la forme de	Ïde	(Spermatozoïde) : ....
inflammation	Ite	(Entérite) : ....
tumeur	Ome	(Fibrome)
tuméfaction		(Hématome) : ....
état	Ose	(Scoliose) : ....
cellule	Cyte	(Leucocyte) : ....
écoulement de sang	Rragie	(Hémorragie) : ....
écoulement		(Blennorragie) : ....
écoulement	Rrhée	(Pyorrhée) : ....
formation	Plasie	(Hyperplasie) : ....
formation	Poïèse	(Hématopoïèse) : ....
changement notable de volume	Trophie	(Atrophie) : ....
durcissement	Sclérose	(Artériosclérose) : ....
sécrétion	Rèse	(Cholérèse) : ....
vomissement	Emes(o) ou Emet(o)	(Hématémèse) : ....
crachement	Ptysie	(Hémoptysie) : ....
paralysie	Plégie	(Hémiplégie) : ....
cessation	Pause	(Ménopause) : ....
arrêt	Stase	(Hémostase) : ....
ablation	Ectomie	(Gastrectomie) : ....
abouchement chirurgical	Stomie	(Cholécystostomie) : ....
fixation	Pexie	(Hystéropexie) : ....
instrument pour examiner	Scope	(Gastroscope) : ....
examen avec enregistrement	Graphie	(Angiographie) : ....

résultat d'un examen	Gramme	(Électrocardiogramme) : ....
dissociation	Lyse	(Hydrolyse) : ....
qui décompose, détruit	Lytique	(Fibrinolytique) : ....
qui calme, sédatif	Leptique	(Neuroleptique) : ....
nature	Physio	(Physiologie) : ....
peur morbide	Phobie	(Hydrophobie) : ....
obsession, impulsion	Manie	(Pyromanie) : ....
qui aime	Phile	(Hydrophile) : ....
qui a une affinité pour	Trope	(Neurotrope) : ....
qui engendre	Gène	(Cancérigène) : ....
douleur	Algie	(Névralgie) : ....
maladie, affection	Pathie	(Cardiopathie) : ....
emploi thérapeutique de	Thérapie	(antibiothérapie) : ....
étude de	Logie	(Pathologie) : ....
état du sang	Émie	(Azotémie) : ....
état de l'urine	Urie	(Natrurie) : ....
bactérie de forme arrondie	Coque	(Gonocoque) : ....
maladie provoquée par un champignon parasite	Mycose	(Mycose) : ....

3) **RACINES** désignant une partie du corps

extrémité	Acro	(Acrocyanose) : ....
ganglion lymphatique	Adén(o)	(Adénite) : ....
glande		(Adénome) : ....
vaisseau	Angi(o)	(Angiographie) : ....
articulation	Arthr(o)	(Arthrite) : ....
cœur	Cardi(o)	(Cardiopathie) : ....
tête	Céphal(o)	(Encéphale) : ....
cou	Cervic(o)	(Cervical) : ....
col utérin		(Cervicite) : ....
bile	Chol(é)	(Cholérétique) : ....
vésicule biliaire	Cholécyst(o)	(Cholécystite) : ....
vagin	Colp(o)	(Colposcopie) : ....
hanche	Cox(o)	(Coxalgie) : ....
vessie	Cyst(o)	(Cystite) : ....
peau	Derm(o)	(Dermatologie) : ....
dos	Dors(o)	(Dorsal) : ....
intestin (parfois grêle)	Entér(o)	(Entérite) : ....
estomac	Gastr(o)	(Gastroscope) : ....

genou	Génu ou Gon(o)	(Gonalgie) : ....
gencive	Gingiv(o)	(Gingivorragie) : ....
sang	Hém(o)	(Hémorragie) : ....
sang	Hémat(o)	(Hématémèse) : ....
foie	Hépat(o)	(Hépatalgie) : ....
utérus	Hystér(o)	(Hystérectomie) : ....
aine	Inguin(o)	(Inguinal) : ....
rein	Lomb(o)	(Lombaire) : ....
moelle	Médull(o)	(Médullaire) : ....
utérus	Métr(o)	(Métrite) : ....
muscle	My(o)	(Myocarde) : ....
moelle	Myél(o)	(Poliomyélite) : ....
rein	Néphr(o)	(Néphrite) : ....
nerf ou système nerveux	Neur(o)	(Neurologue) : ....
nerf	Névr(o)	(Névralgie) : ....
œil	Ocul(o)	(Oculiste) : ....
œil	Ophtalm(o)	(Ophtalmologiste) : ....
bouche	Os-Or(o)	(Per os) : ....
os	Osté(o)	(Ostéopathie) : ....
oreille	Ot(o)	(Otite) : ....
veine	Phléb(o)	(Phlébite) : ....
esprit, psychisme	Psych(o)	(Psychiatre) : ....
bassinet	Pyél(o)	(Pyélonéphrite) : ....
colonne vertébrale	Rachi(o) ou Rachid(o)	(Rachidien) : ....
nez	Rhin(o)	(Oto-rhino-laryngologiste) : ....
trompe utérine	Salping(o)	(Salpingite) : ....
vertèbre	Spondyl(o)	(Spondylarthrite) : ....
bouche	Stomat(o)	(Stomatologue) : ....
vaisseau	Vas(o)	(Vaso-motricité) : ....

4) AUTRES RACINES

calcium	Calc(o) ou Calci(o)	(Calcémie) : ....
dormir	Cub(o)	(Incubation) : ....
peuple	Dém(o)	(Épidémie) : ....
soif	Dips(o)	(Polydipsie) : ....
électricité	Électr(o)	(Électrocardiogramme) : ....
sensibilité	Esthés(o)	(Anesthésie) : ....

cause	Étio	(Étiologie) : ....
fièvre	Fébr(o)	(Fébricule) : ....
sucre	Glyc(o) ou Gluc(o)	(Glycémie) : ....
femme	Gynéc(o)	(Gynécologie) : ....
tissu	Hist(o)	(Histologie) : ....
eau	Hydr(o)	(Hydrophile) : ....
sommeil	Hypn(o)	(Hypnotique) : ....
potassium	Kali(o)	(Kaliurie) : ....
mouvement	Kinés(o)	(Kinésithérapie) : ....
graisse	Lip(o) ou Lipid(o)	(Lipome) : ....
mois, d'où règles	Mén(o) ou Menstru(o)	(Aménorrhée — menstruation) : ....
forme	Morph(o)	(Morphologie) : ....
champignon	Myc(o)	(Mycose) : ....
sodium	Natr(o)	(Natrémie) : ....
maladie	Nos(o)	(Nosologie) : ....
œuf	Ov(o)	(Ovule) : ....
oxygène	Ox(o) Oxy(o) ou Oxygén(o)	(Anoxie) : ....
maladie	Path(o)	(Pathologie) : ....
médicament	Pharmac(o)	(Pharmacologie) : ....
langage	Phas(o)	(Aphasie) : ....
voix	Phon(o)	(Aphonie) : ....
protection	Phylax(o)	(Anaphylaxie) : ....
respiration	Pnée	(Dyspnée) : ....
pus	Py(o) ou Pur(o)	(Pyogène — purulent) : ....
fièvre ou feu	Pyr(o) ou Pyrét(o)	(Pyrogène — pyromanie) : .... ou ....
rayons X ou de Roentgen	Radi(o)	(Radiologue) : ....
sébum	Séb(o)	(Séborrhée) : ....
infection	Seps(o) ou Sept(o)	(Asepsie — antiseptique) : ....
force	Sthén(o)	(Asthénie) : ....
accouchement	Toc(o)	(Eutocie) : ....
poison	Toxic(o)	(Toxine) : ....

Vous savez maintenant le sens des préfixes, suffixes et racines les plus couramment employés dans le vocabulaire médical. A l'avenir, beaucoup de mots appris vous reviendront en mémoire si vous les décomposez comme nous l'avons fait dans ce cours. Mais surtout, par la même méthode, vous pourrez deviner le sens de milliers de mots que vous rencontrerez pour la première fois. Grâce à leurs racines, ils se fixeront plus aisément dans votre mémoire.

L'étymologie est une clé pour l'étude du vocabulaire médical et donc, plus ou moins directement, pour l'étude de la médecine.

LISTE DES MOTS ÉTUDIÉS OU RÉVISÉS DANS LA LEÇON XIV

ACROCYANOSE
ACROMÉGALIE
ACROPARESTHÉSIE
ADÉNITE
ADÉNOÏDIEN
ADÉNOME
ADÉNOPATHIE AXILLAIRE
ADÉNOPATHIE CERVICALE
ADÉNOPATHIE INGUINALE
ADYNAMIE
ALBUMINURIE
ALLERGÈNE
AMYOTROPHIE
ANAPHYLAXIE
ANASTOMOSE
ANATOXINE
ANDROGÈNE
ANGIOCARDIOGRAPHIE
ANGIOGRAPHIE
ANGIOME
ANTISEPSIE
ANTISEPTIQUE
ANTITOXINE
ANURIE
APOPHYSE
ARTHRALGIE
ARTHRITE
ARTHROSE
ASEPSIE
ASTHÉNIE
ATHÉROME
ATROPHIE
AXILLAIRE

BACTÉRIE
BACTÉRIOSTATIQUE
BLENNORRAGIE
BRADYCARDIE

CANCÉRIGÈNE
CARDIOPATHIE
CÉPHALÉE
CÉPHALO-RACHIDIEN
CERVICAL
CERVICALGIE
CERVICARTHROSE
CERVICITE
CERVICO-BRACHIAL
CHOLAGOGUE
CHOLÉCYSTECTOMIE
CHOLÉCYSTITE
CHOLÉCYSTOGRAPHIE
CHOLÉCYSTOKINÉTIQUE
CHOLÉCYSTOSTOMIE
CHOLÉMIE
CHOLÉRÈSE
CHOLÉRÉTIQUE
COLITE
COLPOSCOPIE
COXALGIE
COXARTHROSE
CRURAL
CYANOSE
CYPHOSE
CYSTITE

DÉCUBITUS
DIAPHYSE
DIURÉTIQUE
DORSAL
DORSARTHROSE
DYSMÉNORRHÉE
DYSPEPSIE
DYSTROPHIE
DYSURIE

ÉLECTROCARDIOGRAMME
ÉLECTRO-ENCÉPHALOGRAMME
ENCÉPHALE
ENCÉPHALITE
ENCÉPHALOGRAPHIE
ENDOCARDE
ENDOCARDITE
ENDOCRINE
ENDOMÈTRE
ENDOTHÉLIUM
ENTÉRITE
ENTÉRO-COLITE
ENTÉROCOQUE
ÉNURÉSIE
ÉPIGASTRE
ÉPIPHYSE

EUTOCIE
EXOPHTALMIE
EXOSTOSE

FOLLICULE
FOLLICULE DE
de GRAAF

GASTROSCOPE
GÉNÉTIQUE
GLYCÈMIE
GLYCOGÈNE
GLYCOSURIE
GONALGIE
GONARTHROSE
GONOCOQUE
GYNÉCOLOGIE

HÉMATÉMÈSE
HÉMATOME
HÉMATURIE
HÉMOLYSE
HÉMOPTYSIE
HÉMOSTATIQUE
HÉPATALGIE
HERNIE
HERNIE INGUINALE
HYDARTHROSE
HYDROCÉPHALIE
HYDROLYSE
HYDRONÉPHROSE
HYDROPHILE
HYDROPHOBIE
HYDROTHÉRAPIE
HYDROTHORAX
HYPERGLYCÉMIE
HYPERTROPHIE
HYPOCONDRE
HYPODERME
HYPOPHYSE

INCONTINENCE
INCUBATION
INFARCTUS
INGUINAL
ISCHÉMIE

KALIURIE

LAPAROTOMIE
LEUCOCYTE
LITHIASE BILIAIRE
LOMBAIRE
LOMBARTHROSE
LORDOSE

MÉGALOSPLÉNIE
MÉNORRAGIE
MÉTRITE
MICROBE
MICRO-ORGANISME
MYASTHÉNIE
MYCOSE
MYDRIASE
MYÉLOCYTE
MYOCARDE
MYOSIS

NATRÉMIE
NATRURIE
NÉPHRÉTIQUE
NEURASTHÉNIE
NEUROLOGIE
NEUROTOMIE
NEUROTROPE
NÉVRALGIE
NÉVROSE

OBSTÉTRIQUE
OCULISTE
OLIGURIE
OPHTALMOLOGISTE
OPHTALMOLOGUE
OTORRHÉE
OVOCYTE
OVULE

PARENTÉRAL
PARESTHÉSIE
PATHOGÈNE
PATHOGÉNIE
PATHOGNOMONIQUE
PATHOLOGIE
PERCUTANÉ
PER OS
PÉRICARDE
PÉRICARDITE
PÉRINÉPHRITE
PÉRIOSTE
PÉRIPHLÉBITE
PÉRITOINE
PHARMACODYNAMIE
PHARMACOLOGIE
PHARMACOPÉE
PHLÉBITE
POLIOMYÉLITE
POLLAKIURIE
POLYARTHRITE
POLYPHAGIE
POLYURIE
PROLAPSUS
PROPHYLAXIE
PROSTATE
PSYCHASTHÉNIQUE
PSYCHIATRIE
PSYCHOLEPTIQUE
PSYCHOSE
PURULENT
PUSTULE
PYÉLOGRAPHIE
PYOGÈNE
PYOSALPINX
PYOTHORAX
PYURIE

RACHIDIEN
RHINITE

SALPINGITE
SCAPULAIRE
SCLÉRODERMIE
SCOLIOSE
SPERMATOZOÏDE

SPLÉNOMÉGALIE
SPONDYLARTHRITE
STAPHYLOCOQUE
STASE
STOMATOPLASTIE
STREPTOCOQUE

TACHYCARDIE
THROMBUS ou THROMBOSE
THYMOANALEPTIQUE

UTÉRUS

VASCULAIRE
VASO-MOTRICITE
VÉGÉTATIONS ADÉNOÏDES
VÉNÉRIENNE
VÉSICULE

ANNEXE I

CORRIGÉ DES EXERCICES DE LA LEÇON I

1) une anémie	2
2) une aphonie	3
3) une asthénie	3
4) une anoxie	3
5) une incontinence	2
6) une incompatibilité	2
7) une immunité	3
8) un antibiotique	2
9) un antiprurigineux	2
10) une anatoxine	3
11) l'anaphylaxie	1
une allergie	4
12) l'incubation	3
13) une infiltration	1
14) un infarctus	2
15) une cardiopathie	2
16) une tachycardie	1
17) un électrocardiogramme	2
18) une péricardite	2
19) une colite	4
20) une lymphangite	2
21) trompes — salpingite	A — 5
vessie — cystite	B — 9
annexes — annexite	C — 8
vaisseaux lymphatiques — lymphangite	D — 7
côlon — colite	E — 2
intestin grêle — entérite	F — 4
rein — néphrite	G — 1
bouche — stomatite	H — 3
veine — phlébite	I — 6

CORRIGÉ DES EXERCICES DE LA LEÇON II

1)	une endémie	3
2)	l'encéphale	4
3)	un énanthème	3
4)	un exanthème	3
5)	une ablation ou	2
	une exérèse	3
6)	une excrétion	3
7)	un oculiste ou	1
	un ophtalmologiste	2
8)	une ophtalmie	2
9)	un ophtalmoscope	4
10)	une ophtalmoplégie	3
11)	une paraplégie	3
12)	une hémiplégie	3
13)	un neuroplégique	2
14)	neurotrope	3
15)	neurogène	3
16)	une neuropathie	3
17)	une neurotomie	4
18)	une névrose	3
19)	une névrite	3
20)	une névralgie	2
21)	la neurasthénie	3

CORRIGÉ DES EXERCICES DE LA LEÇON III

1)	un névrome	3
2)	une tumeur maligne (synonyme)	2
3)	un fibrome	3
4)	un myome	5
5)	un gliome	2
6)	un adénome	4
7)	des sarcomes	3
8)	un fibrome	1
	un lipome	2
	un gliome	4
	un névrome	5
9)	une hémiplégie	3
10)	un hématome	1
	un angiome	4
11)	une hémorragie	3
12)	une hématémèse	3
13)	une hémoptysie	3
14)	l'hématopoïèse	4
15)	une hémolyse	4
16)	l'hémolyse	3
17)	l'azotémie	3
18)	une ischémie	3
19)	une leucose ou	1
	une leucémie	3
	(synonymes dans le langage courant)	
20)	une hyperuricémie	3
21)	la lipémie	3

CORRIGÉ DES EXERCICES DE LA LEÇON IV

1)	la glycémie	3
2)	la natrémie	2
3)	l'hématurie	3
4)	une dysurie	4
5)	une oligurie	3
6)	une dysurie	3
7)	une protéinurie	2
8)	une albuminurie	3
9)	une natrurie	4
10)	une pyurie	4
11)	un microbe pyogène	4
12)	une pyélite	4
13)	la pyromanie	4
14)	pyrogène	2
15)	neurogène	5
16)	un antigène	3
17)	une hémiplégie	4

CORRIGÉ DES EXERCICES DE LA LEÇON V

1)	androgène	3
2)	androgène	3
3)	un gonocoque	3
4)	la pathologie	3
5)	pathognomonique	4
6)	la pathogénie	3
7)	la neuropathie	3
8)	la nosologie	3
9)	la thérapeutique	3
10)	la pharmacologie	4
11)	la sémiologie	4
12)	l'étiologie	2
13)	la posologie	3
14)	la physiologie	3
15)	la déontologie	5
16)	spécialiste des oreilles, du nez et du larynx	3
17)	point de vue physique	1

CORRIGÉ DES EXERCICES DE LA LEÇON VI

1) une gastrite 6
2) une gastralgie 1
3) une entéro-colite 5
4) une gastro-entérite 5
5) un gastroscope 3
6) l'hypogastre 3
7) l'épigastre 3
8) une gastro-entérostomie 3
9) une gastrectomie 5
10) une néphrectomie 3
11) une lobectomie 3
12) une cholécystectomie 4
13) une cholécystostomie 3
14) une cholécystostomie 4
15) une stomatoplastie 3
16) une paracentèse 4
17) une hystérectomie 3
18) la cholérèse 3
19) une cholécystite 4
20) un cholérétique 3
21) un cholécystokinétique ou 3
un cholagogue 1

CORRIGÉ DES EXERCICES DE LA LEÇON VII

1) une akinésie 2
2) emploi thérapeutique du mouvement 2
3) une dyspepsie 3
4) une aménorrhée 1
5) une dysenterie 3
6) une dysménorrhée 3
7) A — 6
B — 4
C — 5
D — 7
E — 1
F — 2
G — 3
8) la menstruation 1
(ménorrhée est surtout employé comme racine d'un mot)
9) la ménopause 2
10) une métrorragie 3
11) une ménorragie 2
12) une leucorrhée 5
13) une blennorragie 5
14) une otorrhée 3
15) 3
16) une coxalgie 2
17) une gonalgie 2
18) une coxalgie 3
19) une précordialgie 3
20) un épistaxis 3
21) un antalgique ou 3
un analgésique 4

CORRIGÉ DES EXERCICES DE LA LEÇON VIII

1)	une myosite	4
2)	une myopathie	4
3)	le myosis	4
4)	une myélite	2
5)	une amyotrophie	4
6)	une mycose	3
7)	les myélocytes	2
8)	médullaire	3
9)	la poliomyélite	3
10)	myéloïde ou	2
	médullaire	4
11)	poliomyélite	4
12)		3
13)	une néphrite	2
14)	une colique néphrétique	4
15)	une hydronéphrose	2
16)	une acidose	4
17)	une cyphose	1
18)	une artériosclérose	3
19)		A — 3
		B — 1
		C — 2
20)	l'hématose	2

CORRIGÉ DES EXERCICES DE LA LEÇON IX

1) l'hypophyse	3
2) les hypocondres, droit et gauche	4
3) l'hypotension	3
4) les oligo-éléments	3
5) un collapsus	1
6) une hyperplasie	2
7) une néoplasie	2
synonymes : tumeur maligne	3
cancer	5
néo	6
8)	A — 4
	B — 6-8
	C — 9
	D — 7
	E — 2-5
	F — 3
	G — 1
9)	1 — A
	2 — B
	3 — B
	4 — A
	5 — B
	6 — B
	7 — A
10) un psycholeptique	4
11) un analeptique	3
12) un psycho-analeptique	3
13) un thymo-analeptique	4
14) un psychotrope	3
15) un tranquillisant ou	2
un anxiolytique	4
16) un psychodysleptique	5
17) un neuroleptique	3

18)

1 — E
2 — G
3 — J
4 — H
5 — C
6 — A
7 — B
8 — I
9 — D
10 — F

CORRIGÉ DES EXERCICES DE LA LEÇON X

1) une lyse	3
2) une hydrolyse	3
3)	1 — C
	2 — D
	3 — E
	4 — B
	5 — A
4) une paralysie	3
5) l'hémophilie	2
6)	A — 3
	B — 4
	C — 1
	D — 2
7) une parésie	3
8) une paresthésie	3
9) une autogreffe	4
10) un mégacôlon	1
11) une acromégalie	3
12) une splénomégalie ou	2
une mégalosplénie (moins courant)	4
13) un mégadolichocôlon	2
14) un dolichocôlon	2

CORRIGÉ DES EXERCICES DE LA LEÇON XI

1)	une alvéole	2
2)	une malléole	2
3)	une gélule	2
4)	un granule	2
5)	une capsule	4
6)	b	
7)	un follicule de de Graaf	4
8)	un ovule	3
9)	un follicule	3
10)	un ovule	3
11)	les deux définitions sont bonnes	3
12)	artérioles	2
13)	des plaquettes	3
14)	l'agoraphobie	2
15)	une kleptomanie	4
16)	une claustrophobie	2
17)	une mythomanie	3
18)	une apophyse	2
19)	une symphyse	3
20)	une épiphyse	3
21)		A — 3
		B — 1
		C — 2
22)	une photophobie	2

CORRIGÉ DES EXERCICES DE LA LEÇON XII

1)	sigmoïde	2
2)	un spermatozoïde	3
3)	une céphalée	3
4)	une encéphalographie	2
5)	le tracé	1
6)	une hydrocéphalie	3
7)	le rhino-pharynx	4
8)	une spondylite	2
9)	un hydrothorax	2
10)	un pyothorax	3
11)	un pneumothorax	3
12)	l'opothérapie	3
13)	la curiethérapie	3
14)	la radiothérapie	3
15)	la sismothérapie	3
16)		1 — G
		2 — E
		3 — A
		4 — H
		5 — C
		6 — D
		7 — F
		8 — B
17)	cervical	3
18)	une cervicarthrose	3
19)	une cervicite	3
20)	une cervicalgie	2
21)	la vaso-motricité	3
22)	le mélaena	3

ANNEXE II

LISTE GÉNÉRALE DES MOTS ÉTUDIÉS DANS L'ENSEMBLE DES 2 VOLUMES

O.I.P. 30, rue Vignon, 75008 Paris - 01-47-42-74-20
Mame Imprimeurs, Tours - Dépôt légal 3e trimestre 2003